歯科開業学

——親父の小言に学ぶ

上村恭弘・河原英雄・河津　寛／著

クインテッセンス出版株式会社　2005

Tokyo, Berlin,Chicago, London, Paris, Barcelona, Istanbul, Milano, São Paulo, Moscow, Prague, Warsaw, New Delhi, and Beijing

『歯科開業学——親父の小言に学ぶ』発刊に寄せて

二〇〇三年六月の日本顎咬合学会学術大会「開業学コーナー」において、上村恭弘先生が、若き歯科医のためにご講演をされました。三回にわたるご講演は、いずれも超満員の盛況で、大反響を呼びました。

上村恭弘先生は、二〇〇四年三月一〇日、五十九歳の若さでご逝去されました。故上村恭弘先生の歯科界における偉大な業績を風化させないために、先生のご講演に、河津・河原の「小言」を加え、上野・加々美・夏見・野玉・南・村上・渡辺の各氏とクインテッセンス出版㈱の協力を得て、本書の発刊に至りました。

読者の皆様に、故上村恭弘先生の歯科に対する熱い想いが伝わり、日常臨床の場に少しでもお役に立てれば幸いです。

河原　英雄

巻頭言

患者さんが全くいなくなったらもう終わり。
手のつけようがない。
患者さんが減らないようにする開業医のための本。

一人でも多くの患者さんに選ばれる
歯科医を目指すこと

患者のいるところに歯医者が集中する

まず隣りの歯科医に勝つ

歯科医の競争激化

歯科疾患が激減する

景気が悪い

もくじ

もくじ

もくじ

もくじ

もくじ

もくじ

もくじ

もくじ

もくじ

もくじ

もくじ

自分のこと……205

開業する人へ

【どんな歯科医になりたいか（目的を持つ＝開業・学者・研究者）】

学生時代はあちこち見学に行く。自分はどんな歯医者が「性」に合うか。そのためには、今何をするべきかを見つけだすこと。将来開業医を目指すものであれば、研究者としての勉強法を学んでおくために、大学の研究室に二、三年は残ることもよいと思う。しかし、学会発表の手伝いや学生の出席取りなどの仕事ばかりでは、将来の開業や仕事にはほとんど役立たないのでは（経験することは良いかもしれないが）。一日でも多く臨床の実践に取り組むことが大切かも。

開業する人へ

〔どんな歯科医になりたいか〕

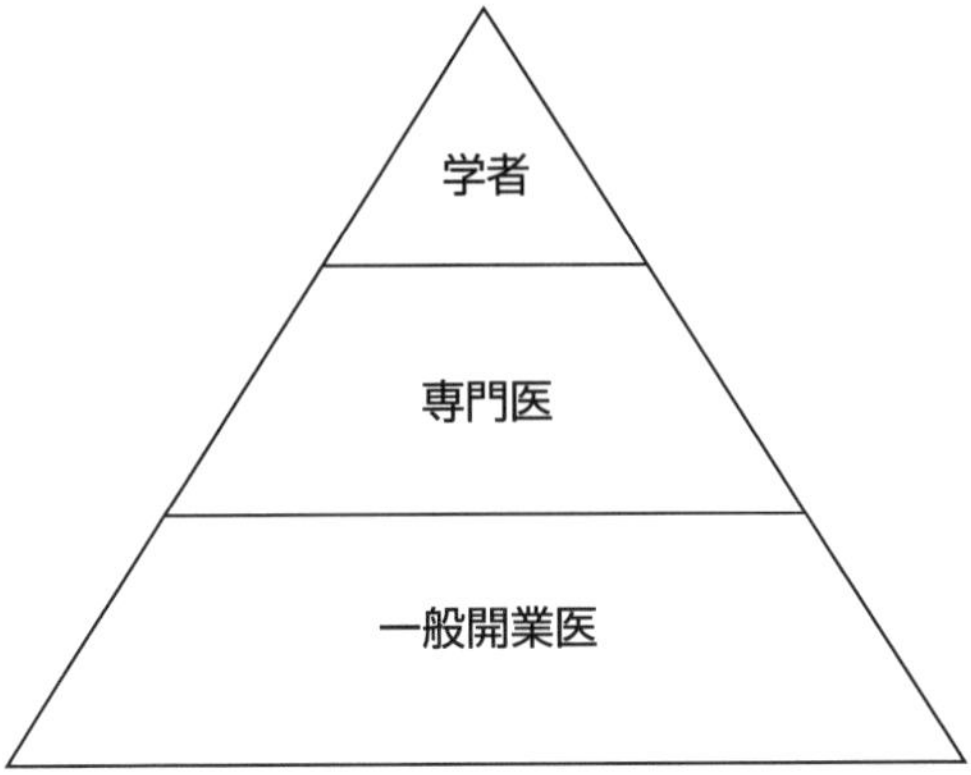

〔どんな人たちのための開業医でありたいか〕

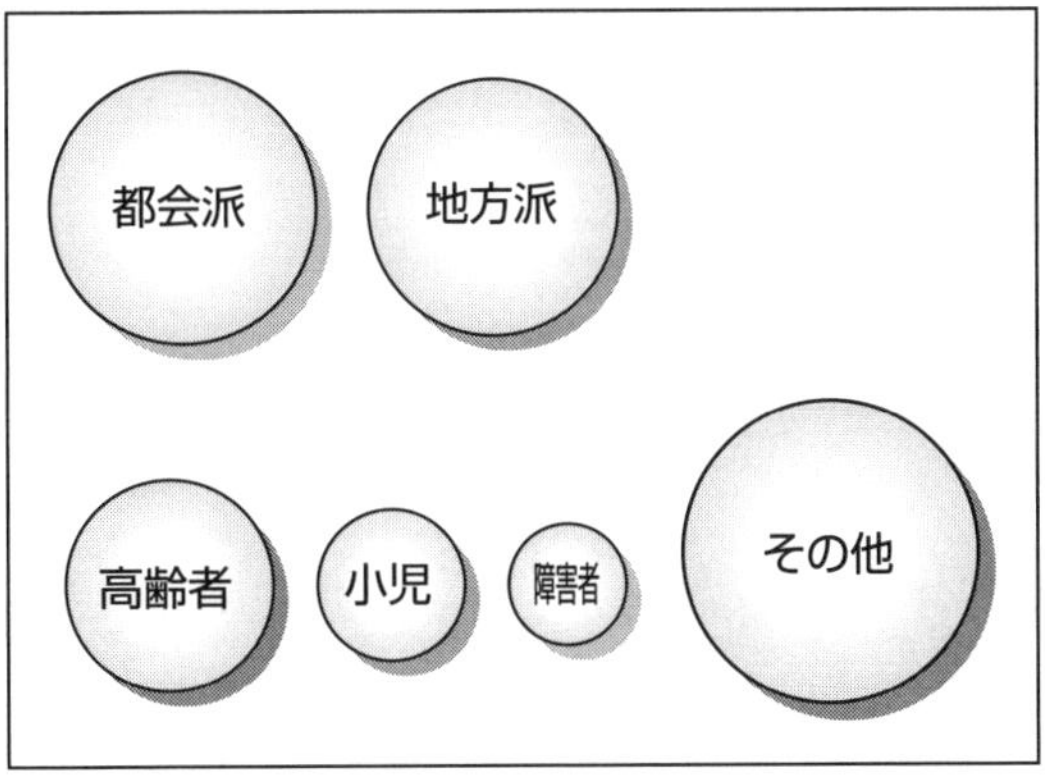

【来院患者を把握して開業しよう】

学生さんや若いドクターと将来について話す折、こんな会話をチョイチョイ耳にする。

「将来開業します」「診療室は三〇坪、ユニットは四台、歯科衛生士さん二名、受付さん一名、歯科技工士さん一名の規模です」

その人に私は質問したい。

「ところで患者さんは何人来られるのですか」と。

これからの新規開業、オープンすればすぐに患者さんがたくさん来院されるとは限らない。前もって開業地の周辺をいろいろな方法で十分調査することが必要。

【学歴の賞味期限】

入学時偏差値が高い大学や伝統ある大学は一般的に名門といわれる。どんなにすばらしい名門大学を卒業しても、卒後努力しなければ普通以下の歯医者に成り下がる。

逆に、出身大学は名門と呼ばれなくても、卒後一生懸命努力して勉強を重ねれば勝者になれること間違いなし。

歯科人生は大学を卒業してからが勝負だ。学歴の「賞味期限は三年」という人もいる。努力して努力して〝兎〟に勝つ〝亀〟になれ。

【経 営】

どんなに立派な治療をして患者さんに感動を与えても、自分のオフィスの経営が成り立たないではダメ。

自分のオフィスの損益分岐点ぐらいちゃんと知っておくことは常識だ。収入を最低に支出を最高に、予算を立てることも大切。

ドンブリ勘定では最悪。

一度は経営の勉強会に参加してちゃんと学べ。院長は個人事業主であり、歯科医師でもある。優れた経営者であり、歯科医師でなくてはならない。

【オフィスチェック】

自分のオフィスが、近所に新しくできた美容室より汚く見劣りがするのでは、審美歯科や予防歯科、ホワイトニング等々を語る資格などなし。

近所にある美容室・喫茶店など、人の集まる所をよく観察して、自分のオフィスを再度チェックしてみよう。

不潔であれば、患者さんは段々去って行く。

こんな簡単なこと、患者さんにはちゃんと見えているのだぞ!

【一〇〇%保険診療で学んだこと】

私事だが、以前は自費中心、現在一〇〇%保険医。そこで学んだこと、気づいたことはたくさんあるが、保険診療の不採算部門を少しでも解消するためには「諸経費を最小限にするよう努力すること、長時間働くこと」以外に方法はない。

とくにこれからの歯科医療、ドクターのやるべき行為をパラデンタルスタッフの手を借りてやるということが一層厳しくなってくるものと思われる。技工物はラボに外注するにしても、X‐RAY撮影、メタルコアのWAX‐UP、鋳造、印象、模型作製、テンポラリークラウン等々、人の手を借りずにドクター自身がスピーディにできないと、一〇〇%保険診療では苦労する。人一倍勉強し、努力して自費診療で不採算を賄う努力が絶対に必要である。

勉強。勉強。

【歯科医師過剰は都市から地方へ波及する】

都市部において子供の虫歯が激減している。疾病の減少は患者減につながる。特別な才能や技術を持った開業医ならそれでも成り立つだろうが、そうでない開業医は患者獲得に苦労する。疾病の多い場所を求めて歯科医の移動が始まる。比較的疾病の多い地方での開業が増加することは必至だ。地方で一人舞台の開業医は、隣にもう一、二軒開業医ができると思って対応することが必要かも。

【Patietsumer（Patient Consumer）】

最近、米国ではPatient（患者さん）とConsumer（消費者）という単語を合成したPatietsumer（医療消費者とでも訳すのだろうか）という単語が使われるようになった。歯科医療をサービス業ととらえ、ホスピタリティに満ちた良質なデンタルヘルスサービスを患者さんは求めている。

【心構え】

自院の隣にもう一軒新しい医院の開業がスタートする気持ちで、毎日、患者さんを大切にして過ごせ。

【新技術の開拓】

海外の新技術や新器械は、海外留学生や歯科業者によって紹介されるが、それ以外では、歯科で新しい医療を実践して海外で勉強した開業医の人々によって日本に持ち込まれたケースは多い。

【V＝Q／P】

物の値打ちは価格と質によって評価される。
Quality is remembered long after price is forgotten.

「質が良ければ値段のことはとやかく言われない」（グッチ）といわれている。

歯科治療も、まず質を高めることだ！　材料の質だけではなく、技術力やＱＯＬなど幅広いものがある。材質が良いだけではダメ！

$$\underset{\text{(Value)}}{\text{価　値}} = \frac{\overset{\text{(Quality)}}{\text{質}}}{\underset{\text{(price)}}{\text{価　格}}} \rightarrow V = \frac{Q}{P}$$

【価値ある治療は質で決まり。一つひとつ自己反省してみよう】

(A) 治療環境の質
立地、建物、内装、アクセス、器械設備、清潔感、スタッフ、そしてドクター自身の質……。

(B) 技術的な質（予防・歯周・保存・矯正・外科処置……）
補綴処置（材料・質感・適合・機能・審美・装着使用感・耐久性……）

(C) 治療期間（短いほど価値がある）
説明、納得、健康感、若返り、心の活性、積極性等々、QOLの質

【車はベンツ、チェアはボロボロ】

車はピカピカのベンツ、診療室のチェアはボロボロ。一点豪華主義という言葉があるが、一点豪華にするのはまず診療室から。

【通販で安物だけを買う?】

現在では消耗品など通販で安く売っている。すべてそれに頼っていては外界から取り残されてしまうかも。歯科器材業者の方々と仲良く交流することで、歯科情報をいただくことも大切。また、業者の方々も物を売るだけでなくソフトを売ってほしいものである。友の会は大切な情報源。

【全身状態を把握できる歯科医になれ】

患者さんから、患者さん自身や家族の病気のことについて相談を受けることがよくある。その時に、ある程度医学的知識を持って相談にのってあげると、患者さんに対しての信頼度は向上するもの。適切な専門医や病院を紹介することができたらベストだ。

【患者さんは、歯医者は何でも知っていると思っている】

患者さんは、歯科医師も医師と同じような医学的知識を持っていると思っている。基本的な医学的知識を持つことは必要不可欠。質問された時に、ここでうまくやり取りができると、患者さんの信頼度は一段と向上する。

とりわけ患者さんの高年齢化に伴い、有病者を治療する機会が増えてきた。外科処置の前に、患者さんの血液検査データを読む機会も増えてきている。

患者さんは、私たちが内科医と同じような知識を持っていると考えている。内科的な基本知識をしっかり勉強することが必要。

【専門家を雇え】

歯科医院を開業し経営すると、いろいろな問題に直面する。公認会計士・税理士・弁護士など、困った時は専門家に相談しよう。

【脱税はするな、節税しろ】

よく、自費の治療費をポケットに入れて脱税をしている医者がいるという話を聞く。脱税ほど高くつくものはない。優秀で信頼できる公認会計士・税理士と顧問契約し、有効な節税対策を行うこと。

【患者さんは一流のサービスを受けている】

患者さんはレストランやホテルで優れたサービスやホスピタリティを受けることに慣れている。私たちも同じようなビジネスマナーで、デンタルヘルスサービスを提供しよう。歯科医療は〝サービス業〟である。

歯医者はとかく一流のレストランへ行ったり、一流のホテルに泊まっていることが多いと聞く。あなたは自分が受けたサービスと同等のものを、診療室で患者さんに提供しているだろうか？

【患者さんを見抜け】

患者さんは自発的に治療を受けようと思って来院した人と、いやいやながら来院した人がいる。前者は普通に治療説明をすればよいが、後者は説明よりも、どうすれば歯科医院好きになっていただけるか努力することが先である。

【説明は自分の資料を用いることが望ましい】

治療計画・治療内容・治療費用の説明は、できることなら自分が過去に治療した自分の症例、自分のデータを示して患者さんの納得を得ることが望ましい。まず自分の臨床ケースをカメラやX‐RAYに収めよう。症例づくり、その気になればそんなに時間はかからない。

毎日毎日、努力努力。

【説明上手も技術のうち】

治療計画・治療内容・治療費などの説明は、できればカウンセリングルームで、ドクター自身がやさしく、しかも毅然とした態度で、コンピュータや画像や比喩を使ったりして、患者さんにわかりやすく話し、特別な専門用語や横文字をダラダラ用いないことが肝要である。

毎回の治療経過はチェアサイドで。常に、患者さんが質問しやすいムードが望まれる。説明上手で成功しているドクターは結構多いもの。ただし、説明上手に勝る腕前を磨くことはもっと大切である。

【コンサルテーションは治療費の説明ではない】

コンサルテーションを行う前に、患者さんの歯科治療に対する考え方・要望・経済状態・社会的地位・治療を受ける時間を作れるかなど、情報を受付や歯科衛生士などからも事前に収集し、患者さんに現症と必要な治療内容（期間・回数・偶発症など）と最善の治療方法を詳しく説明し、そして最後に治療費の説明を行い、「次回までにお考えください」と添えて終える。二、三とおりの治療方法を提示するとよい。

ポイントは、患者さんの治療に対する要望、歯科治療にどの程度の支出を考えているか、そして支払能力があるかどうかを、キャッチすることにある。

【高度な医療、高度な医療器械】

高度な医療技術を身につけたからといって、即、高価な医療費は生み出さない。高価な医療器械を備えても、即、高価な医療費は生み出さない。

それらの価値を十分説明して納得してもらうことが大事。そして、感動に値する知識と技術力で結果を出すこと。それを何度も何度も積み重ねていくことが一番大切だ。そうすれば患者さん側から高度な医療を要求してくる。

歯科医関係

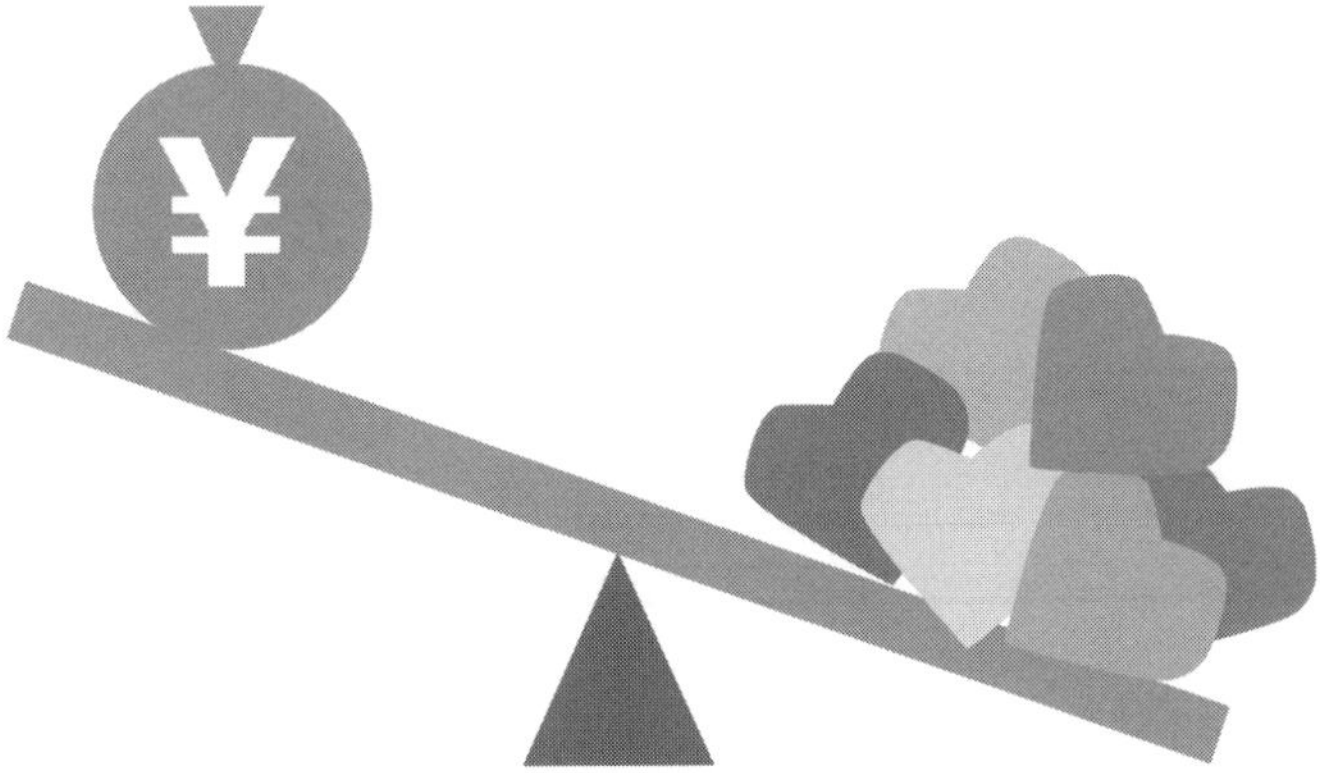

【清潔感】

歯医者という職業、まず清潔第一だ。心の清潔、オフィスの清潔は当然のことだが、ドクター自身に清潔感があふれなくてはダメ。毎朝出勤前にシャワーなどで体を清潔にすることからスタート。口の中、髪、ヒゲ、ツメ、メガネ、ネクタイ、ワイシャツ、ユニフォーム、靴、姿勢、言葉に至るまですべて調和して清潔に清潔に。不潔なものもなれると普通になる。それが落し穴だ。注意、注意。家から一歩出ればそこは歯医者の舞台だぞ！患者さんはだまって観ているぞ！

【歯科医になったら転職は困難】

歯科医は他の職業への転職は難しい。歯科医として全力投球するしかない。朝から晩まで一生懸命歯科を考える人間であれば、神様は絶対見捨てない。

【行動力】

研修会や講演会などで学んですぐに実行する人は成功者に多い。すぐに実行できない人は成功しない人に多い。準備万端整ってからでないと動き出さない人は、もともと動きのとれない人かも。石橋をたたいて渡る人も良い面はある。しかし、石橋を渡りながら考える人に成功者が多いような気がする。あなたはどっちを選ぶか。

【金と幸せ】

医療人は金持ち人間になるために働くのではなく、患者さんと共に幸せ人間になるために働くものでは。

【心の健康】

体の疲れは休養で治る、心の疲れは別。歯科医療で歯、歯内、歯周、機能等々が改善しても、審美的な問題や精神面が改善しなければ心からの喜びは得られない。心に残る疲れはストレスに結びつく。「心の病」をも治すことができる歯科医になりたいものだ。

【損得抜きの治療】

世の中には金銭にまったく関係ない仕事はある。私たち歯科の場合でも、損得抜きで全力投球して働く治療が大いにあってよい。肉親、スタッフ、親友、恩師、恩人、ボランティア等々、まったく金銭を介さない治療があって当然。それほど温かい人間関係をたくさん持ちたいものである。

【患者さんの心を動かすのは情熱だけ】

歯科医関係

治療して患者さんの心を動かし感動を得るためには、自分自身がしっかり学び、技術力を向上させ、最高のやさしさと気配りの行き届いたオフィスの中で、全力を注いで治療すること。こんなことが歯科への情熱といえるのではないだろうか。

【応援団になってもらおう】

歯科医師として仕事一途に一生懸命努力していると、必ず患者さんの中にその人の応援団が生まれてくる。若いドクターはなおさらその傾向は強い。一人でも多くの応援団を持つことが成功に結びつく。麻雀、パチンコ、酒、ゴルフ、芸術、スポーツなど、趣味の付き合いだけでは本物の応援団は生まれないかも。

応援団によって人は変わる。応援団のレベルによってそのドクターのレベルも決まることが大いにある。

【歯科医師、歯科衛生士は患者さんに対してカメレオンでなくてはならない】

この言葉は、ＵＣＬＡのヘンリー・タケイ先生の奥様で歯科衛生士であるジューン・タケイ夫人の言葉。

「私たちは大統領から皿洗いまで、コミュニケーションがとれる能力が必要である」と常々話しておられた。

日本語がしゃべれるだけではコミュニケーションは取れない。コミュニケーションには、適切な話題となる知識が必要だ。

【ピーター・K・トーマス先生の人間性】

ドロップコーンテクニック、トーマスノッチなど、P・K・トーマス先生はあまりにも有名である。

世界中の歯科医から尊敬を集められたP・K・トーマス先生に学んだことは沢山、沢山ある。歯科医学、医術は当然のことだが、先生の人間性について思い出す範囲で紹介する。

信仰心の厚い人だった。

常に笑顔を絶やさない人だった。

歯科医学、歯科臨床が大好き人間であった。

仕事には厳しかった。

マージンの適合のチェックは大変厳しかった（臨床見学にて）。

セントリックバイトの採得は真剣そのものであった（臨床見学にて）。

講演中「ジョーク」で皆を楽しくさせる人であった。

講演時間を厳守する先生であった。

他の演者が講演時間をオーバーしたら、スライドを止めてしまって怒る先生だった。

歯科技工士出身で技工の天才だった。

人を褒めることが上手だった。

夫婦仲の大変良い人だった。

先輩、恩人、友人を大切にする人だった。

どんな職業の人でも一生懸命働いている人が大好きだった。

宿泊したホテルのメイドさんからコックさん、全従業員に対して親切で気配りの行き届いた人だった。

筆まめで海外からでもしょっちゅう葉書をいただいた。

人間大好きで世界中に歯科医以外でもたくさんの友人を持っておられた（牧師、ハリウッドスターから政治家等々）。

旅行大好き（世界中、年数回）。

良い木には良い実が成る（子育てのこと）。

【嫉妬は病気（ピーター・K・トーマス先生）】

成功者、有能者を妬むな。成功者を妬んだからといって自分が成功者になれるわけではない。学んで、努力して、実践して自分が成功者になれ。

「妬まれる人になれ」

歯科医関係

【ピーター・K・トーマス先生語録】

一回の予防は百回の治療より価値がある。
自分の仕事を監視する警察官になれ。
行動は言葉より多くを語ってくれる。
失敗は時間の泥棒である。
No One Perfect（完全な人間はいない）
嫉妬は病気。
歯肉は補綴物の警察官である。
正確と誠実が兄弟であるように、不正確は不誠実そのものである
（根充や補綴物の適合など、マアマアで〈妥協して〉はダメ）。

【尊敬する先生に学べ】

研修会で勉強することは、学問や臨床術の修得だけでなく、指導を受けている先生や先輩と一緒に食事をしたり酒を飲んだりで、仕事以外の話を聞くことにも大きな意味がある。成功者の話や人生観はそれなりに凄いものを感じるものである。若い折はまずその真似をすることから始めて、その先生に一歩でも近づくことだ。

私事ではあるが昭和四十三年（一九六八）、保母須弥也先生の研修を受講し、感動して、まず先生のメガネ、ネクタイ、食事、酒の呑み方、愛読書、週刊誌に至るまですべてを真似ていた。

【学ぶ心得】

一流に学び、努力して二流を目指そう。一流といわれる先生は、一流の意味がある。その先生のことを文字だけで学ぶのではなく、本人と直接会って文字の裏側に備わった本物を学ぼう。いつも小さな仲間内だけの勉強会だけではそれなりにしか成長しない。どんぐりの背比べになってしまう。

自分の興味あるものばかりでなく、外に出て一流を発見することが必要だ。そのためには、本を読んだり、仲間や先輩や歯科業者から情報を得ることが肝心。三流同士でいくら努力しても三流にしか育たない。井の中の蛙、お山の大将になるな。

【服　装】

朝、家を出て帰るまでが仕事。患者さんとどこで会っても恥ずかしくない服装を心掛けよう。あなたの患者さんのビジネスマンは、朝家を出て帰るまでビジネススーツを着ている。あなたはゴルフやディズニーランドへ行くような服装で通勤していないだろうか。

【髪　型】

茶髪や山アラシのような医療人をよく見かける。あなたはそのような歯医者に診てもらいたいだろうか。ビジネスマナー研修に参加して最初にいわれるのがアイコンタクト。第一印象は見かけから。理髪店に行って、できるだけ落ち着いた人に見えるような髪型にするべし。もちろん白衣・診療靴もチェックする。

【外見もプロの仕事のうち（一見ミーハーはダメ）】

テレビやラジオのニュースで一見労務者風とか、一見サラリーマン風とかいう言葉を耳にすることがあるが、あなたは患者さんから見て一見歯科医師と真先に見られるだろうか。その一見は非常に大切なことである。

【歯医者の心得】

治療に関しては、自分に厳しく患者さんに対しては心やさしく愛情をもって治療する。

【人にものを頼まれたら全力投球せよ】

たとえば学会などで、スライド係などを依頼されたあなた、依頼されたということは期待されているのである。喜んで全力投球することが大切。

とくに、スライド等は、前もってリハーサルなどして完璧に準備しておくことである。講演が始まってフォーカスや画角や水平を調節するのでは、全力投球とはいえない。

依頼者は見ている。常に自分は試されていると思って行動することである。

【先輩や上司からものを頼まれたとき】

「いつでもいいから適当にやっておいてよ」といわれた時に、言葉どおり真に受けてはいけない。今すぐに完璧にやれということ。先輩や上司からの依頼は自分が試されていると考えるべき。

【ホスピタリティ、サービス】

スタッフと一緒に心地良いホスピタリティやサービスを受けに行くこと。自分の体験したことのないホスピタリティやサービスを他に行うことはできない。

【大津晴弘先生の言葉】

「歯科医師は科学者でなければならない」

ＥＢＭにもとづいた治療をしろということだと思う。オピアン・キャリヤーメソッドをご自分で開発され、還暦を過ぎてからコツコツ学位論文を書いておられた姿が今でも眼に浮かぶ。

先生が八〇歳の頃、インプラント治療をしてほしいと、ご自分の患者さんをお連れになった。八二歳の時に、ご自分も下顎にインプラント治療をお受けになった。いつも前向きで向上心のある先生であった。

【師匠】

その時は師匠が間違えていたと思っても、後で気づく。やはり、ボスは正しかったと。ボスはもっと奥深いところを見ていたと。その当時は、自分の若気のいたりと考える。

ただし、師匠を間違えて選ばないこと。

歯科医関係

【病床の上村恭弘先生】

重い病の床の中、見舞いに行くと、必ず「仕事終わって疲れとるのに、すまんな、こんな遠い所まで」といわれ、自分は食事ができないのに「まだ飯たべとらんのやろ」「こんな遅い時間、タクシーつかまらんのとちゃうんか」など、こんな時までも気づかいをされておられ、胸がいっぱいになった。

【自分にとって困難な道を選択する】

岩田健男先生はこんな話をしていた。

「私はいつも自分にとって困難な道を選択してきました」と。それは節約か浪費、ゴルフか研修会、たえず自分にとって辛いほうを選択するということだと思う。

【価値あるものにはお金をかける】

一流の仕事をするには、他業種の一流の仕事を見ること、一流の者になるには、同業種、他業種の一流の人たちと付き合うことが必要である。

【出版社や学会などから原稿依頼がきたら……】

まず書く能力があるか、期日までにできるかを客観的に判断して、Ｙｅｓ、Ｎｏをはっきり答える。いったん引き受けたら期限までに絶対に提出すること。期限に遅れるとあなたの信用は低下する。出版社からあなた自身を試されているのであると思え。

感動

【感　動】

名医は瞬時にして感動を与える。
若き日の五秒間の感動は、老人の五時間に値する(保母須弥也先生)。
患者さんの感動を生み出す原点は「心のやさしさ」である。
絶対間違いない！

【本物の感動とは】

患者さんに大きな喜びや感動を与えても、患者さんの家族や友人そしてドクターの周りのスタッフが同じように感動し、尊敬しなくては本物ではない。第三者の目は厳しい。

【本物は感動を与える】

患者さんに感動を与える自分だけの本物の技術を持ち、できるだけ多く実践すること。たとえば予防、エンド、ペリオ、無痛麻酔法、無痛抜歯法、前歯の審美回復（セラミッククラウンやラミネート、即日テンポラリークラウンだけでなく、ＣＲ充填でも十分感動を得られることがある）、インプラント、総義歯の審美や機能回復等々。人一倍努力し学んで、人に負けない技術を習得することがもっとも必要である。

本物の技術とそうでないものは「ほんのちょっとの差」である。その、「ほんのちょっとの差」が感動に結びつく。神経こまやかな「ほんのちょっとの差」に気づくドクターを目指そう。

【歩く広告塔をつくる】

歯科医師過剰、患者激減、医療費節減時代に突入した。自院の看板やインターネット、タウン誌、電車・バス内・駅での広告等々、患者獲得合戦が始まっている。時代遅れにならないように努力することは大切だ。

金をかけた大きな広告塔も悪くはないが、一人でも多くの患者さんに喜びと感動を与え、その人々があちこちで宣伝してくれる、いわゆる歩く広告塔をつくることも一手。

【医師のプライド】

医師のプライドとは職業を自慢したり、高級外車に乗ったり、高級ブランド品を身に付けることではない。医術によって患者さんに喜んでもらい、感動を得てそれを自分の喜びとして満足することを誇りとすることではないだろうか。

ただし、何でも本物を見抜く目を鍛えておくことは大切だと思う。

【歯科臨床は文字だけでは学べない】

「僕は大学院でたくさんの文献を読んで学ぶことを会得したから、研修会や講演会に行かなくても本で学んでいる」

昔こんな言葉を聞いたことがある。歯科臨床は文字だけでは絶対に学べない。何度も本を読み、講演を聴いたり実習したり、演者と直接会話したり実際の臨床の場を見学してはじめて習得できるものである。本の文字の裏にあるものをちゃんと理解することが歯科臨床の勉強だと思っている。

【高額な治療費】

従来、医療の中にお金の話はタブーとされてきた。高度な治療をすると「金儲け主義」という陰口を耳にする。高度な治療によって患者さんやその家族までも喜ばせ、感動を与えるから喜んでお金を払ってくれるのである。

とかく日本人はお金の話を下品と考える気風がある。良い治療環境の中で高度な技術や材料を駆使して人のために役立ち、人に喜びを与え、助けることをするからお金を払ってもらえるのである。いい加減なことをやっていればそんな行為は長くは続かない。そのお金で、また、人以上に勉強し、腕や脳に投資し、新しい設備投資をして患者さんに還元すること。高額な治療は外から思うほど楽ではない。責任も重く、ものすごい真剣さを要求されるものだ。

【開業以来、何をやったかで現在の患者数が決まる】

歯科二極分化の時代、開業医にとって患者さんの増減はもう始まっている。今までたくさんの患者さんを喜ばせ感動を与えた歯科医は、患者さんがますます多くなる。そうでなかった歯科医は、ますます患者さんが去っていく。今からでも遅くない、学んで実行して患者さんに喜びを与えるよう努力しよう。

【他人から受けた感動を他人にも与える】

私たちは、日々さまざまな人と出会い、多くの場面を体験する。そのうれしかった感動を、毎日来院する患者さんに伝えよう。

【恩を着せるな】

長時間治療や応急処置などの後、患者さんが喜びを口にした時、ドクターが恩を着せるような言葉は絶対禁句。

「あなただから長時間の治療をしてあげた」「よそでこんなことはやれない」「私にしかできない」……等々。

この一言で患者さんの気持ちはしらけてしまう（100×0＝0）。何もいわず「よかったですね」といって一緒になって喜ぶ。そのことで、喜びが感動に変わるかも。

【アポイントを厳守する】

患者さんがアポイントを守らないと、グズグズいうドクターは多い。自分の診療の中では患者さんにアポイントを厳守させているにもかかわらず、平気で患者さんを三〇分、四〇分待たせるのはいかがなものか。そのうち、患者さんから見捨てられるかも。

朝、昼の診療スタート時間もしかり。五分の遅れでも患者さんにとってはいやな感じ。電子時計並のシャープさが大切だ。

【高価なものは大切にされる】

高度な技術や材料による高価な補綴物は大切に長く使ってもらえる。高価な治療は感謝の厚みも大きい。

【近くの親戚より遠くの他人】

車や新幹線、飛行機等々を利用して遠距離通院していただける患者さんは、ドクターとの信頼関係も一層強くなり、お互いの感謝が深く大きくなるものだ。

【信長のぞうりと秀吉】

信長のぞうりを懐に入れて温めたのは、秀吉の本当のやさしさと気配りである。そのことに感動した信長は秀吉の応援団になったのでは。信長の応援と秀吉の努力の結果、太閤秀吉という天下人が誕生したのでは。

私たち歯医者も、患者さんに高度な技術とやさしい気配りで感動を生み出し、たくさんの人を応援団に持って、その上に努力を重ねれば全国区も夢ではない。有名人にはそれなりの本人の努力とすごい応援団がついている。

【患者さんは何に感動？】

患者さんはどんなことに感動するのか、具体的に考えること。

【心がこもるとは？】

「心がこもる」「心をこめる」とは具体的にどんなことだろう。「心がこもった手紙」「心がこもったプレゼント」「心がこもったあいさつ」等々。

よーく考えてみよう。

学会のこと

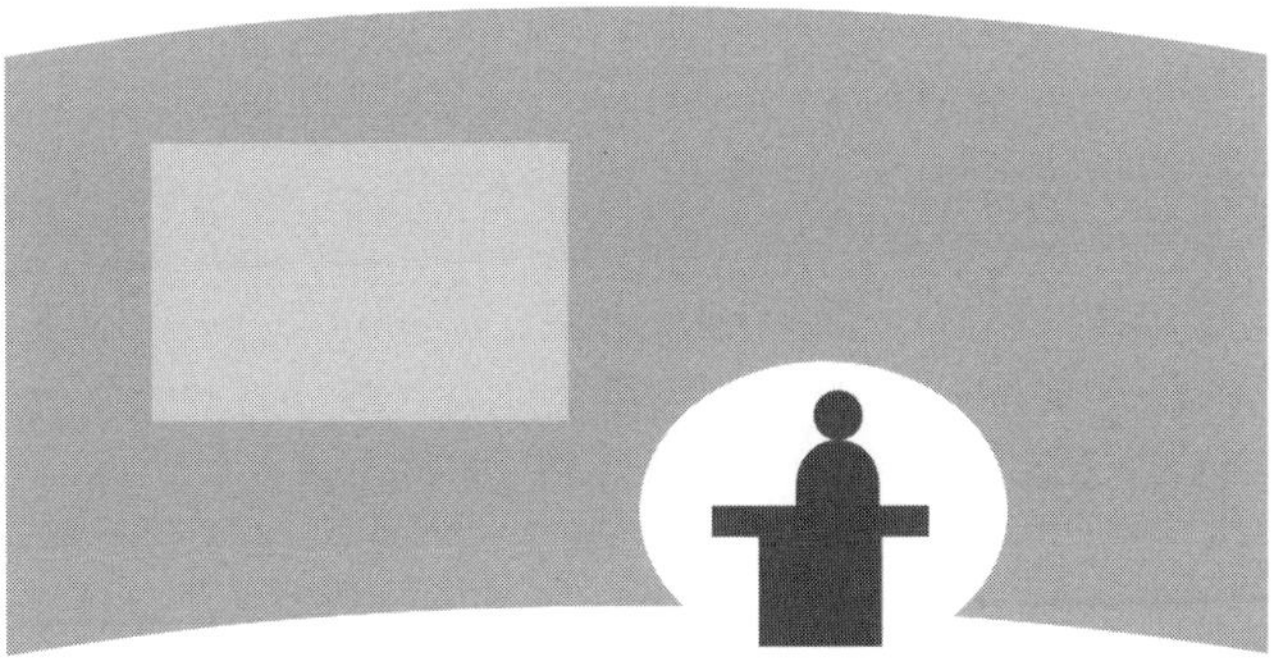

【継続は力】

学会や研修会は絶対続けることが大切だ。一度でも欠席すると、二度、三度と何か理由をつけて休むことが簡単になってしまう。「出席しろ」とか、学生時代のように「出欠をとる」こともない。ちょっと欠席が続くと、そのうち勉強に遅れてしまい、こつこつ頑張っているドクターとは大きな大きな差がついてしまい、「時代遅れ」ドクターになってしまい、「アッ」という間に患者さんから見捨てられるぞ！

患者さんは、ドクターの言葉や手の動きだけで、勉強しているかそうでないか、すぐに感じるものだ。

【貧乏な歯医者に名医はいない】

これはＵＣＬＡのヘンリー・タケイ先生がよくおっしゃる言葉。私たち歯科医師は日々進歩する歯科医学をたえず勉強（投資）していかねばならない。貧乏で自分の本業に投資もできない（研修会や学会に参加できない）ような歯科医はますます貧乏になり、日々自分の本業に投資（勉強）し、新しい技術を身に付け続ける向上心のある歯科医師は、ますます豊かになっていく。

【上手と下手】

大学を卒業して以後、勉強や研修を続ける人とそうでない人では、四、五年はほとんど臨床技術に差がつかない。講演会などで演者の臨床例を見ても、自分のやっていることとほとんど違いがないと思う人は多い。それは確かであろう。

しかしほんのちょっとの違いがあることに気づいていない。その「ほんのちょっとの差」が、ある時点から急激に「実力の差」となってくる。それが勉強の継続だろう。差がつけばもう追いつかない。人に遅れないように常に前進を心がけて、「ほんのちょっとの差」に気づくことが大切。

【勉強は投資】

研修会や学会に参加することは、勉強ではなく投資だ。投資というと設備投資ととらわれやすいが、私たちがまず投資しなければならないのは、歯科知識と技術への投資だ。研修会や学会はカルチャーセンターではない。

【学会、講習会、研修会マニア】

学会マニアになって「見ている」「聞いている」「知っている」ではなく「やっている」ことが大切である（豊永美津糸先生）。やっている証拠を記録に収め、学会や研究会で発表して、第三者のドクターの意見を聞くことが勉強だ。

【イメージで症例をつくるな】

講演会や発表会に行くとすばらしい症例発表がある。それを見て過去に自分が治療した症例を思い出し、このエンドはあのAさんでやったことがある、このすごいペリオの治療はあのBさんのものと同様だ、咬合はCさん……等々、自分の過去に行った治療をあれこれとりまぜて、「こんな症例、俺にもやれる」などと、イメージで症例をつくって勘違いすることがある。

一つの症例の中で、そのすべてを十分満たすことは大変なことだ。凄い症例を見て決して勘違いするな。一ケースでも同じようなものができるよう努力せよ。

【ケースプレゼンテーションが伴わない勉強は進歩がない】

自分のケースを発表して第三者に問うことで、やっている証拠を示すこと。その積み重ねが自分の臨床レベルの向上に結びつく。ケースプレなどでは、与えられた時間は絶対オーバーするな。

【勉強したら……】

学会・講演会・研修会などに勉強に出かけたら、自分自身の知らなかったこと、劣っているものを必ず発見してメモをとる。次の日の診療からそれを自分の臨床に取り入れることが重要。そうでないと、すぐに忘れてしまう。行動が伴わないと知っているだけの歯科医師になってしまう。やっていることが一番大切である。

【海外研修の意義】

「英語もしゃべれず海外の学会参加といって、実は遊びに行っている」という陰口を過去には耳にした。しかし海外研修の意味は大きい。世界の一流演者に直接会って学べる、宿泊してホテルで先輩たちの話が聴ける、パーティなどの交流で歯科以外のことを学べる、日本国内の知らなかった先生方との交流が始まる。国内学会では経験できないことが沢山沢山あり、人間の幅が広がってくる。

【学会は聞きに行くより発表するところ】

私たちは日本顎咬合学会に長く携わってきた。学会にタダ参加するのと発表するのでは、まったく教育効果が違う。一回の発表は一〇回の参加に匹敵するもの。日常臨床の成果を発表し切磋琢磨しよう。学会は聞きに行くところではなく発表するところだ。

【年に一回くらいは海外の学会に参加しよう】

英語ができるできないとグズグズ考えないで、海外の学会に参加しよう。日本の歯科界では学べないことがたくさんある。歯科材料や器具を安く買えるメリットもあり、旅費は十分にカバーできる。

【学習すること】

海外の学会に参加してホテルに泊まることで、普段は見られない先輩方の気配り、言動などを学習することができる。また、他地区の先生方や仲間同士、普段と違った話題で語り明かすことに大きな大きな意味がある。

【習い上手になろう】

研修会等で学ぶことは、歯科医学・医術の向上のためだけでなく、人間修養の場でもある。習い上手の人間になって、皆と和を持ちかわいがられる人間になることが大切。そのためには、何の魂胆もなく人との交流を深める努力が必要だ。人を好きになれる人間、感動できる人間にすすんでなること。自我だけを出しては習い上手にはなれない。

【前向きに努力する者と友達になる】

「道を同じくせざるものを友とするなかれ」（孔子）

「同業者（同じ分野）というだけでなく、ものの見方・考え方、そして志が同じ方向を向いているということです。そういう友達はだいたい〝ウマが合う〟。共に進歩していけばよい」（邱永漢先生）

あなたには「ウマが合う」友達が何人いるだろうか。

【未来に向かった話】

過去を振り返っての話をするのもよいが、常に次にやるべき仕事は何かを一生懸命考え、次の時代をにらんだ行動などを前向きに決断したり、判断する話は、聞き手にとってはもっと面白いはず。

たとえば、超有名な先生方の講演では「過去の話」プラス新素材・新技術など、すごく新しいワクワクすることが入っていて、その先生自身が目を輝かせてワクワクしながら情熱的な話をされるから、聴衆を魅了する。

ドクターと患者さんとの会話も同じで、常に新しいものをプラスした話をしたいものである。

【発表にはスタッフも参加させる】

学会や講演会での自分の発表は、準備時からスタッフも一緒に参加して内容を一緒に吟味してつくる。歯科衛生士、技工士の個人発表も、症例づくりから協力させ、大いに頑張ってもらう。院内の勉強ムードが高まり、自院の臨床の向上に結びつくこと間違いなし。

【学会などに参加するときの服装】

学会や講演会の出席の折は、ネクタイ着用を必ず守りたいものだ。演者の勉強や臨床成果の発表を拝聴させてもらうための礼儀だと思っている。外国ではそんなルールはまったくないかもしれないが、ここは日本だ。日本の常識だ！

【歯科開業学も学問】

歯科において学問をする人は、主に大学において一つの学科を幅広く深く研究し、臨床を行う。それらを実践する者を学者と呼ぶ。では、一般開業医が日常の臨床を主とした勉強を行い、講演会や学会において発表し、受講することを何年も続けても、学問をする人とはいえないのだろうか。毎日、研究室で研究して論文を書く人だけが学者で、毎日、歯科臨床を続けても、原著論文を書けない人は勉強している者として認められないのか。

開業医は歯周、保存、補綴、口腔外科学、人間学、経営学、心理学等々、幅広く学び臨床を行い医院を経営している。開業医がひとつの学問を深く学ぶためには学者に習う。学者が開業する折は開業医に学ぶしかない。これらの開業医の勉強を歯科開業学と呼んでいる。開業医の臨床結果の積み重ねもエビデンスのひとつであろう。

スタッフ

【サービスの四原則　西部観光株式会社　津上龍一先生】

昭和四十五年（一九七〇）「歯科医療はサービス業」を唱え、当時キャバレーのスタッフ教育担当の津上先生に講演を依頼した。その内容が「サービスの四原則」であり、現在でも私たちの仕事の中で、患者さん対応に大いに役立つものである。

①挨拶　②気配り　③迎合　④余韻

日本語の辞書によると――

「サービス」①奉仕、②給仕接待、③商店の値引き等々

英語の辞書によると――

「service」（医者・弁護士などの専門的）業務

「serve」病院などが（地域の）必要を満たす。医者などが（地域を）受け持つ。

【挨拶　「おはようございます」「こんにちは」】

スタッフ同士や患者さんと「笑顔で挨拶」が第一。来院された患者さんに「おはようございます」だけでは、それは「合図」だそうである。

※前回、外科処置をした患者さんが来院された折など「おはようございます。昨日は痛くなかったですか？血は出なかったですか？」等々、患者さんのことにちょっと気を配った挨拶もある。

※前回、ゴルフに出かけるという話を聞いた患者さんには「おはようございます。ゴルフのスコアどうでしたか？」等々、本物の挨拶をしよう。

【気配りとは先回りして患者さんを心地よくさせること】

スタッフ

毎朝、診療開始前にちゃんとチェックしよう。

・笑顔・言葉
・その日来院予定の患者さんのカルテなど書類関係
・器械器具の消毒（滅菌）
・ユニフォーム（子供に恐怖感を与えない色型を選ぶ）
・髪、爪、マスク、スリッパ
・手洗い、コップ、スピットン、ゴミ箱、トイレ
・額、花（患者さんの目線でのチェックが大切）
・天井

すべて清潔が第一。神経がいきとどいたオフィスに患者さんを迎えたいものだ。

【迎　合】

スタッフ

患者さんの話をよく聞くこと。一般に患者さんはドクターに対して自分の気持ちや治療に対する希望などを三分の一もいえないそうである。その分、スタッフが患者さんとよく話をして、患者さんの心の中にあるものを十分に聞いて、それを患者さんの聞こえる範囲のところでドクターに伝えてあげること。「聞き上手」になるよう努力しよう。

一般的な会話では、患者さんが一番得意なことを話してもらうこと。患者さんは目を輝かせ、ワクワクして笑顔で話してくれるものである。スナックでは、美人のお喋りママより、聞き上手のブスママのほうが繁盛するらしい。

【余　韻】

スタッフ

患者さんの治療が終わった後、次回「来院することを楽しみに」してあげること。

患者さんに「あなたが頑張って通院されたので、今日は型採りができました。次回はきれいな歯が入りますよ。本当によかったですね」「検診を続けられて、もう五年が過ぎましたね。今回もまったく問題ないですよ。虫歯、歯周病まったくなしです。素晴らしいことです。頑張って検診を続けてくださいね」等々。

患者さんに通院の楽しみを与えると、「歯」から自院を連想してもらえる。「歩く広告塔」になってくれるかも。

【電話の応対（映らぬ顔に笑顔の電話）】

●「こんにちは。○○歯科医院の△△で～す」（心がこもっているだろうか）……時には自分のオフィスに外から電話してみよう。

●来院希望の患者さんから道をたずねられた時、「今どちらにいらっしゃいますか」（医院に至る一キロ以内の道順くらいは覚えておこう）

●「さっき治療したところの出血がまだ止まらない」「さっき治療したところの痛みがまだ止まらない」「治療費が高すぎる。説明してくれ」等々、苦情の電話はぐずぐず話してはダメ。すぐに来院していただくか、自分で出向いて面接し、解決することが大切である。

●「アポイントをとりたい」……「何時がご希望ですか」とまず相手の希望を。もし相手の希望時間に予約が入っていたら「あいにく予約が入っています」「○○時はいかがでしょうか」とこちらの希望を述べて調整していく。

●治療途中、院長への電話の折はメモで知らせる。

●会話が終わったあと、電話は先に「ガチャン」と切るな。相手が切ったことをたしかめて切るのが気配り。

【外科処置後の電話】

外科処置をした患者さんには、帰宅した適当な時間を見計らって術後の様子を伺うために電話を入れよう。電話で様子をたずねるだけで患者さんは安心する。患者さんを気づかっていることを表現することが最大のホスピタリティだ。

【リコールを確実に励行する】

スタッフ

治療が終わった段階で（リコールのお知らせ）宛名書きは患者さん自身に書いてもらう。

どんなに忙しい人でも、自分の字で書いた封筒は必ず目を通してくれるはず。リコールの成功率が高くなる。

【アメリカ発ファーストフードの店員さんの接客態度】

スタート時は驚くほど新鮮で素晴らしかった。今、マニュアル化しすぎて心がなくなってしまった感じ。私たちのオフィスでも気を抜くと起こりそう。いつも新鮮で、温かい心がこもった応対をしたいものだ。

【マイフェアレディ】

映画「マイフェアレディ」のVTRを何度も見ること。人は環境によって大変身するし、大変身できる。自分のオフィスの環境を考えよ。自分自身も同様だ。

【一流のサービスを体験しよう】

人の手で育てられた手乗り文鳥がヒナを育てられないのと同様に、自分が体験したことがないサービスやホスピタリティを他人に与えることはできない。

たまにはスタッフと一緒に一流のレストランやホテルに行って、一流のサービスやホスピタリティを受けよう。

スタッフ

【プロ】

専門職としてどんな条件下にあっても、常に同じ態度で同じ作業、行動が正しくできる人。歌手としての美空ひばりさんは、舞台で失敗して「もう一度」など絶対になかった。

私たちの仕事も「印象を採る」「レントゲンを撮る」「セメントを練る」等々、同じことの失敗は注意しよう。

診療室は舞台！

【ホスピタリティ】

「ホスピタル」だけど「ホスピタリティ」が足りないようで、病院のおもてなしをホテルから学ぶセミナーが実施された。

黙っていても患者さんがくるという時代ではない、きてもらうにはどうしたらいいか（患者さん獲得作戦）セミナーの内容（東京ヒルトンホテルにて）。

①ブランドイメージを確立するためのＰＲ(ホームページ、ＩＳＯ９００１)

②苦情処理はすばやく責任者が対応する

③患者さんの満足、従業員の満足が経営安定につながる

④自分の病院に自分の家族を入院させたい

【診療室は舞台！】

・清潔第一
・笑顔で対応（働く）
・整理整頓が大切
・照明（心理的に安定する照明が望ましい）
・BGM（癒し系の音を）
・言葉づかい（舞台では舞台の台詞がある）
・注射など、光るもの・とがったものなど「痛み」を連想するものの配置に注意

【診療所において注意すべき点】

①診療は午前、午後とも定時に開始せよ
②医院終診時、表ドアを閉めるまで診療姿勢をくずすな
③白衣の着こなしに注意せよ
④医院では全員で折り目に注意せよ
⑤受付（レジ）は治療費の釣り銭を新券にせよ
⑥初診患者さんの目はスリッパの汚れ、待合室の本の不潔度に向けられている
⑦一週間に一回チェアに座れ、待合室のソファに座れ。そこから患者さんの視線で清潔度がわかる

スタッフ

【診療室の掃除ができないのに患者さんの口腔内の掃除ができるか！】

歯医者の仕事の多くは口の中の掃除だ。スケーリング、ルートプレーニング、カリエスの除去など、口の中の環境を改善するのが大きな仕事。診療室の掃除ができない歯医者、歯科衛生士が患者さんの口の中を清掃できるわけがない。

保母須弥也先生が米国留学中、先生がチェアを汚く使っていたので教授が怒り、赤チンをチェアに塗られ、「この赤チンが取れるまで掃除しろ」といわれ、実際に赤チンが取れるまで先生は診療をさせてもらえなかったそうである。

【診療室の雑誌】

地域・患者さんの年齢層によって異なるが、診療室に置く雑誌は子供の絵本からビジネス書まで多様にある。しかし、週遅れや月遅れのものを置かないこと。汚れたり破けたりしているものも同様。また、患者さんがメモをとっていたり、コピーしたいといったらすぐに差し上げよう。どうせ捨てるのだから……。

チェアでの待ち時間に、患者さんの好みを覚えていて、患者さんの好みに合わせて雑誌を持っていくぐらいの気配りは必要だ。

【スリッパに注意！】

スタッフ

ある日突然、患者さんが自分のスリッパを持って来院された。他人の履いたスリッパは履きたくないとのこと。紫外線消毒のスリッパ箱を導入してみたが、あまり患者さんの反応はよくないようで、思い切って履き替えずに入れるようにした。診療室が汚れるので患者さんに靴を履き替えさせる、これは私たち側の考え方だ。私たちが診療室をこまめに掃除すればよいことである。

【ブラッシング指導の歯ブラシは使い捨て！】

歯科医院によっては、ブラッシング指導用の歯ブラシを使い回しているのを見受けられるが、いくら滅菌・消毒されていても、一度他人が口に入れた歯ブラシをあなたは自分の口の中に入れられるか？一流ホテルのサウナなどでも、体を洗うスポンジは使い捨てで、一つひとつ封がしてあり、他人が使ったものを使うことはない。

【器具の消毒・滅菌】

器具の消毒・滅菌は医療現場の常識だ。患者さんは感染に関して医療従事者以上に知識の深い方がいる。

患者さんは自分のことだからいつも監視している。最大の注意を。

滅菌器は万一に備えて二台は必要かも。

消毒・滅菌、患者さんはだませても、神様はだませない。

神様はちゃんと見ているぞ！

【手洗い・ゴミ箱】

流し台やゴミ箱は、ちょっと油断すると不潔になりがちなものである。ゴミ箱など、毎日見慣れている私たちは、少々汚くても何も感じなくなるもの。しかし、患者さんにとっては「汚いゴミ箱」の側で治療といった不快感を持たれるかもしれない。ゴミ箱などは、患者さんの目に入るところには放置したくないものだ。

【エプロン】

患者さんによっては凄い服や着物で受診される方もいる。高価なお召し物を治療中汚しては大変だ。大きなエプロンを準備して、そんなトラブルを起こさないようにする気配りが大切。

【看　板】

看板はオフィスの顔。診療時間延長や休日の変更などを紙で貼って「修正している看板」等々、汚いものでも毎日見ていると見慣れてくるものだが、患者さんの目になってよく見てみる必要がある。その汚い看板では、汚いオフィスの中まで連想されそう。

【診療室や待合室の電気を消すな】

患者さんのアポイントがない時に診療室の電気を消している、昼休みなど待合室の電気を消している――それではダメ。次の患者さんがこられるまで、スケーリングやブラッシング指導など何かをしてつなげ。暇で受付が週刊誌を読んでいるなど最悪。探せばやることは沢山沢山あるはず。

【ビジネスマナー】

一般のビジネスマンは入社式が終わるとすぐに数日間、会社の保養所などに泊り込み、ビジネスマナー研修を受け習得している。私たちの業界では、組織だってまったく行われていない。患者さんはビジネスマナーを身に付け、私たちはまるで身に付けていないことに……。

これでは患者さんにバカにされても仕方がない。最近、国立病院のスタッフ全員がＪＡＬのマナー研修を受けているそうである。私たちも、卒業と同時にマナー研修を受けるべきだろう。

【人に好かれる十ヵ条】

スタッフ

①誠意ある行動のできる人
②明朗な人
③何事にも関心を持つ人
④相手のことをすぐ理解できる人
⑤相手を傷つけない人
⑥協力性・協調性がある人
⑦けじめ・節度ある態度のある人
⑧よい聞き手になれる人
⑨感謝の表現に心がこもっている人
⑩自主性を持っている人

【エレベーターホールまで見送る】

スタッフ

私のある先輩は、先輩の家から私の車が見えなくなるまで手を振って見送ってくれていた。感激、感激！

ビル開業の先生方は、受付や歯科衛生士、または先生自身がエレベーターホールまでお見送りし、エレベーターの扉が閉まるまで頭を上げない。これは、一般の企業では常識のビジネスマナーだ。ぜひ取り入れてみてはどうだろうか。設備投資ゼロで誰でもがすぐにできることである。

スタッフ

【薬を届ける・送る】

抜歯後の急性な痛みが生じたり腫れたりした時、患者さんが来院できないことがある。とりあえず薬を届けるか、バイク便で薬を送ることも心がけよう。バイク便代がもったいないと思うようじゃおしまい。

【オフィス内での言葉に注意！】

診療室は舞台。舞台では舞台の台詞があるはず。どんなに感情的な動揺があっても、本音をさらしてしまうのはどうだろう。私たちの「言葉」によって、患者さんの心に傷をつけてしまっては大変！ちょっとした体の傷は放置しておいても治るものだが、「心の傷」はそう簡単には治らない。とくに身体的な話題は禁物だ。「肌の色」「髪の多少」「身長・体重」「年齢的老化（老けた）」等々、心に傷をつけているのではないだろうか。注意、注意！

【意味のない「すみません」】

治療中、ドクターの「ウー…」「エェー…」「アレー…」などの独り言。アシスタントの意味もないちょっとした「すみません」。患者さんにとっては「何か変なこと」が起こったのかな、「何かミス」をしたのかな等々、想像がふくらむ。自分が気づいていない「一言」に要注意だ。

【子供か孫のような年下のスタッフに口の中をいじられたくない】

患者さんの本音。自分より年下の子供か孫と同じような年の歯科衛生士に、口の中のここが汚い、あそこが汚いといわれても、なかなか素直に聞く耳を持たない。

良好なコミュニケーションをとるためにも、まず信頼関係を作ること。毅然とした態度で臨むこと。

【天気の悪いとき】

年配の患者さんで、予約日当日の天候が不良な日に当たったら、こちらから電話をし、「本日は足元が悪いですが、ご予約の変更をいたしましょうか？」と、連絡をとろう。

年配の方は律儀だから、自分から天候によって予約を変更しにくいものである。こちらからの一言はやさしさの現われだ。

【受付の気配り】

ある時、女性の患者さんのストッキングがデンセンしてしまっていた。男性の私から告げるのも何となく気が引けていたら、受付がそっと新しいストッキングを渡していた。

受付には置き傘、置きストッキングもあると……。

気配り、気配り……。

スタッフ

【ベストセラーを読む】

患者さんとのコミュニケーションは、会話なしにはできない。日本語を話せても話題がなければ話は続かない。天気やプロ野球の話だけでは、すぐに会話が途切れてしまう。

会話を続けるには、それぞれの患者さんにあった話題が必要。ベストセラーや話題になった映画など、知識を広く持つこと。これすなわち教養である。マンガやスポーツ新聞しか読まない歯医者のところには、マンガやスポーツ新聞しか読んでいない患者さんしか集まらない。

【中刷り広告を見る】

患者さんとコミュニケーションをとるとき、通勤中の電車の中で週刊誌の中刷り広告でも記憶しておけば、患者さんとの会話の中に話題として取り上げられる。

ただボーっと電車に乗っていてはいけない。また、新聞の一面記事ぐらい頭の中に入れる。ビジネス街で開業している先生は、日経平均や為替レートぐらいは頭に入れるべし。

【素敵な（最高の）人（材）が集まるような職場（医院）を目指せ】

ディズニーランドは求職者がその職場にほれ込んでくると聞く。自院のブランドイメージをつくること。スタッフが誇りを持つ職場づくりに努力すること。退職したスタッフがいつでも訪ねてくれるような職場づくりを。

まずドクターの治療や行動をスタッフが尊敬しほれ込んで、スタッフみんなでブランドイメージをつくり出す、そんな働き甲斐のある職場でなくっちゃ。それは何といってもドクター次第だ。

【院長が一歩譲ればスタッフは一〇〇歩譲る】

スタッフはたえず院長の背中を見ている。院長が遅刻すればスタッフも遅刻するようになり、診療精度が下がれば歯科衛生士や歯科技工士の精度も下がる。小言ばかりいっていないで態度で示すこと。一流の医院には一流のスタッフが集まる。三流には三流のスタッフしか集まらず、患者さんも三流となる。一流のスタッフが欲しければ自分が一流になること。

【スタッフを大切にするべし】

上村先生は、必ずスタッフの誕生日には、昼休みにスタッフ全員でハッピーバースディの歌を合唱しプレゼントを渡し、スタッフ全員によってメッセージが書かれたバースディカードを渡しておられた。上村先生のやさしさがひしひしと伝わってきた。今でもそのバースディカードは大切に持っている。

【スタッフの質が医院の質を決める】

スタッフの獲得に費用をけちるな。
金がかかっても一番獲得効果の高い方法をとれ。

【スタッフと一緒に喜怒哀楽を分かち合え】

スタッフに嬉しいことがあれば、わがことのように喜び、悲しいことがあれば共に涙する。スタッフを思う、その純粋な気持ちが自然にスタッフの気持ちを引きつける。

【スタッフに感謝の気持ちを持って接すること】

その人がいなければ、当院は成り立たないことを自覚せよ。

【院長とスタッフが患者さんの前で矛盾したことをいわない】

患者さんとの会話は、事前に院長とスタッフが話しのつじつまをあわせておくこと。

たとえば、患者さんのプラークコントロールが良くなくて、歯科衛生士がＴＢＩをしているときに、ドクターが「きれいな歯肉になったなー」なんていったらおしまい。

【スタッフを叱る】

仕事中そんなにガミガミ叱らなくても。一言の注意でスタッフは十分気づくもの。人前で本人が傷つくような言動は考えものである。オフィス内は舞台ですぞ！

【スタッフ教育の第一は叱るのではなく褒めて育てる】

「やってみせて、言ってきかせて、させてみて、褒めてやらねば、人は動かじ」（山本五十六）

ところで、スタッフのやれることすべてドクターはできるか？

【スタッフの退職】

スタッフが次々に退職していくのは、スタッフ自身が「若い」とか「落ち着きがない」ではすまされない。ドクター自身に問題があることに気づき、自分が変わることだ。

スタッフのやり甲斐のあるオフィスか？

【自院をスタッフの5Kにするな】

きつい、きたない、給料が安い、帰りが遅い、彼氏ができない。こんな職場では、スタッフのやる気が起きない。

スタッフ

【リーダーたる者】

リーダーたる者、常に自分のスタッフに感謝の気持ちを持ち、スタッフからは尊敬される人間であり続けること。リーダーにとっては舞台裏（楽屋）も舞台なのだ。

リーダーたる者、スタッフの欠点を見つけてそれを指摘するだけではなく、長所を見つけてそれを褒めてあげて伸ばすことが一番大切。これを続ければ欠点が改善されていくこと間違いなし。

仕事

Care

u

【コンビニエンス歯医者】

コンビニエンスストアが成功している理由は、小さなスペースで欲しいものがすぐ買える便利さにあるらしい。

患者さんはすべて計画診療を希望しているとは限らない。患者さんの希望をすぐかなえてあげるコンビニ並の二十四時間オープンの歯科医院。時には患者さんにとってはコンビニエンスである。

長期間治療で、ケースプレゼンテーション用の症例づくりだけが立派な歯科医療とはいえない。スタディグループでは腕が良いと評価されても、来院患者が少なくて苦労する歯医者ではダメ。

【自分の技術だけに酔うな】

コーヒー専門店でケーキセットを注文した（オーダーした）。ケーキはすぐにきた。主人は、コーヒーは二十年のキャリアがあると自慢しながら、コーヒーの温度を測ったりして丁寧に丁寧に点《た》てるが、ケーキを食べ終わってしまってからコーヒーがきた。タイミングがまったく合っていない。私たちの仕事でもこんなことが？

腕が良くても、患者さんの喜びが得られなければ患者さんは去っていく。

【ワクワクする仕事に挑戦すること】

一日の診療の中で、二人や三人これが完成すれば患者さんが大喜びするといった治療に挑み、患者さん共々ワクワクすることができれば毎日の診療がより楽しくなる。

マンネリは疲れるだけ。

毎日毎日同じメニューだけを消化しているだけでは、患者さんからあきられる。常にワクワクする新しいものへの取り組みは大切だ！

日進月歩の新しい学問、新しい術式、新しい補綴法、新しい治療法等々。

【どこからも文句のつけようのない仕事】

一生のうちに一度や二度は、使いたい材料を使って、自分の思いどおりの治療法や治療期間を費やして、どこからも文句のつけようがない仕事をしろ。

【過去の経験そのままでは未来に通用しない】

私たちは、歯科医療の中で、従来のメタルボンドや金属床などだけが売り物では長続きしない。インプラント、審美歯科、ホワイトニングなどもやがて過去のものとなろう。次は何を自院の輝ける特長にするかを考えながら学ぶことが、今、要求されている。

【健全な歯科医院経営】

理想の歯科医院（ハード面から）は、高度の治療技術で納得でき、治療成果をあげてくれる歯科医院だ。

【Cure から Care へ　予防で飯が食える時代到来……若年層の予防・高齢者の予防】

歯科医よりも、むしろ患者さんのほうに予防意識は高まっている。「時代遅れ」にならないためにも、早急に学び自分独自の予防歯科の展開を。

【目新しいことを導入すると必ず批判が起こる】

①インプラント
②審美歯科
③休日診療
④二十四時間診療……等々

目新しい技術を導入したり行動を起こすと、必ずもっともらしい批判が起こる。しかし、本当に患者さんの幸せにつながることであれば、中断することなく続けて、結果は自分で出すべきで、批判があったらすぐ中止するのはもったいない。

【審美歯科を志す者】

一般的に審美歯科治療というと「歯を白くする」「歯並びを美しくする」「歯と歯肉の調和を図る」等々。これからの審美歯科は「口元と顔」との調和がますます強く要求されると思う。TV、本、ポスター等々で「顔」を見る時は、反射的に口元を中心として観察する「目」を鍛えることが大切。「瞳」の輝きに騙されないように。若い時に目を肥やすことである。

＊身を美しくすることが躾（しつけ）。子供の時からの「躾」、これが真の美である。化粧ではない。

【拒否反応（親子の対立）】

「新しいものに拒否反応を示すようになったら老化の始まり」とよくいわれる。オフィスで新技法や新機械導入のことで、ドクター父子がよく対立することがある。

「お父さん先生、拒否反応していませんか？」

【治療中の「痛いですか？」】

治療中の「痛いですか？」

「痛かったら教えてください」

こんな会話を何度も何度もするドクターがいる。やさしさかもしれないが、患者さんにとっては「もうすぐ痛くなるのでは？」といった不安が強くなり、神経がピリピリになる。「痛い」という感覚がますます増幅するのでは……。

【初診に際して、術者は患者さんに疼痛を与えてはならない】

完全麻酔に注意！

刺入点をエアーで乾燥

ＯＡ（ネオザロカイン）を置き、コットンロールにて一分間圧迫

浸麻の刺入点は齦頬移行部の貧血部分をねらうこと

できるだけゆっくり、麻酔液を注入

冬場は浸麻液を温めておくこと‼

【「痛み」を持って帰らせるな】

患者さんは「痛い」ところを治してほしくて来院している場合が多い。診療室を出るまでには「痛み」はしっかり止める絶対の鎮痛処置が必要。また、痛くもなかったところを治療して「痛み」を発症させるのは最悪。

【一本の歯の治療】

一本の歯の治療は「一人の命」と考えて、真剣に取り組む姿勢が最も大切である。三十二本あるうちの一本では決してありえない。

【総義歯新製（再製）】

総義歯新製はあわててはダメ。旧義歯が機能していればそれをリベースや咬合調整することで使ってもらったほうが得策。旧義歯は古くても患者さんの体の一部と化している。それを超える新義歯作製は苦労する。下手するとヤブ医者にされてしまうかも。旧義歯がまったく使用不能であることを確認して、新義歯作製にあたるのも一つの方法だ。

【治療後に問題が生じた時（再治療時）】

まずその患者さんが、悩まない苦しまないように、六年までの再治療は全額医院の負担ですることを、はっきり患者さんにいう。「技工料分だけでも……」なんていわないように！　もし技工料分を請求したら「何や、こんなに儲けてんのか！」と勘違いされてしまう。とかく日本人は、品物で金額・価値を考えてしまう。歯科医業は、技術だとは考えていないもの。

再治療後、患者さんが満足し感謝されるようにしよう。それぞれのドクターの考えだが、もしインプラントが必要なら過去の治療費を値引きしてもいいのではと、決して患者さんに嫌な思いをさせてはいけない。

【全顎エンドしてコアが入っている症例は要注意】

三〇歳台、四〇歳台でほとんどの歯に、エンドしてコアが入っているような症例は要注意。比較的年齢が若いのにほとんどの歯にエンドが施され、ポストコアが入っているような症例に出会ったら主訴のみに留めるべきだ。

若い年代でほとんどの歯がエンドされ、ポストコアが入っているのはそれなりの原因があり、たとえ自費でも全顎やり直したりすると、その後予後不良でやり替え、やり替えが続きトラブルになりかねない。注意、注意！

【やり直しはタダ】

よく患者さんに「この補綴物は一生持ちますよ」なんていう歯医者がいる。補綴物が一生持つわけがない。治療する前に耐久性をよく説明し、いつまでならタダ、いつからは治療費が発生することを話しておく。補綴物が一生持つという歯医者はヤブ医者。

【一〇〇×〇＝〇】

患者さんにどんなにやさしく親切な「猫なで声」で接して一〇〇点満点であっても、スタッフに注意する言葉や態度に棘《とげ》があったら、すべての努力が水の泡となる。患者さんはちゃんと聞いている。一〇〇点×〇＝〇点である。

【三つ子の魂】

高齢者のブラッシング指導。その場では動機づけができたとしても、歯科の手から離れるととたんに逆戻りすることがある。昔の悪習慣が出てくることに注意。

何度も何度も指導を重ねて成功したいものだ。

指導するや否や、すごく理解したように調子よく返事する患者さんにも要注意。こちらが思うほど理解していないことが多い。

【子供は「こども」ではない】

子供の患者さんは、少し気を抜くと「赤ちゃんの延長」で取り扱うことがある。しかし、小学校三年生ともなれば、それなりにしっかりした人格を持っている。

「歯ブラシ」指導など一人のちゃんとした人間として、お互いに正面に向き合って指導を行い、納得していただくことが大切だ。プラークとむし歯の関係など、科学的にちゃんと説明すればしっかり理解し、本気で予防に取り組んでくれる。

【お年寄りへの対応】

ドクターが三、四〇歳の頃、還暦を過ぎた患者さんは自分よりも二、三〇歳も年上と思い、つい「お年寄り」「老人」に見えてしまう。

筆者自身、還暦を過ぎて思うことだが、それは大きな間違いだ。還暦を過ぎると、自分自身が人前の態度とか発言にはそれなりに気配りをする（患者さんは「まだ若いんだぞ！」と言い返したくても、年を考えてそうはいわない）。しかし、肉体的にはそれなりの年を重ねてはいるが、頭の中では高校時代のことが昨日のことのように思える「ヤング」である。「おじいちゃん」「おばあちゃん」とか高齢者への言動にはとくに注意が必要である。また、歯の色とか形態など、高齢者のリズムを選択するのはちょっと考えたほうがよいと思う。一歳でも若く元気に見える歯科治療が必要では。

【患者さんが少ない時がチャンス】

患者さんが少ない時は時間が十分ある。十分に会話や説明ができる。ブラッシング指導や歯をきれいにするなど徹底的にできる。こんな処置もドクターがやるほうが効果は大。ＰＭＴＣなど人任せでなく、ドクターがやることで感動があり、信頼が増し患者さんは必ず増えていく。暇だからといって裏でテレビを見ているなど論外。

【ケチは節約しすぎる】

院内の必需品と思われる新材料や器材など、新しく導入するのか、それがなくても我慢するのか、迷うことは多々ある。ケチはそれがなくても「これを代用にして使おう」など考えて節約する。ケチは必要な人材をも雇わずケチる。

なぜか成功者はまず導入する。あわてて導入して無駄もたくさんあるらしい。あなたはどっち。

【設備のこと】

高価でも必要な機器はためらわずに購入する。

関西で最初にブローネマルクタイプのインプラント機器を購入されたのも上村先生だったたと思う。

【高度医療を身に付けるためには……】

一、　最高の師匠を選ぶ
二、　師匠には徹底的に従う
三、　師匠の術を盗む
四、　研修のためならお金を使え

【最高の師匠を選ぶ】

結局はこれだと思う。上村先生を師匠に選んだから今日の自分がある。上村先生に出会えた自分は本当に幸せだと思うし、今でも自分が壁に当たったとき「上村先生ならこんな時どうされるだろう」と考える時がある。そういう意味では、今でも上村先生にいろいろ教えてもらっている。

【研修を受けるにはお金がいる】

研修を受けることは、歯科医院への最も重要な投資である。投資をしない歯科医院が栄えるわけがない。

【誰でも治せる仕事をしていたら生き残れない！】

歯科医師過剰時代、自院が繁栄するということは、隣の歯医者から患者さんを奪うということだ。どこでも誰でも行っている仕事をしていては生き残れない。

【近隣の歯科医院と違うことをアピールすべし】

フェイスボートランスファ＆口腔内写真。

咬合器にマウントした模型とパノラマを使って、すべての患者さんに説明（お金の話ではない）して、近隣の歯科医院と違うことをアピールし、理解していただくことが大切。

【患者さんの導入などをすべて「○○様」という】

「○○さん」といっても「○○様」といっても、何の経費もかからない。頭は深く何回でも下げるべし。

【自費の契約をまとめることができても、その契約を遂行する技術が伴わなければ詐欺行為】

たとえ少額であっても、自費契約の治療は、患者さんの満足を得られなかったら、それは詐欺と思われる。しかし、かなりの高額治療であっても、患者さんが満足されれば、患者さんから感謝される。

【スタッフが増えて気をつけないといけないこと】

①苦情処理（トラブル）はすばやく院長が対応する（院長の使命として嘆かない）
②定期的にリコールに応じている患者さんの再治療。六年以内は、治療費は無料がよい
③転院したい患者さんの態度を見抜け。決して引き止めるな！

【ドクターへの訪問者はスタッフに紹介しよう】

オフィスに患者さん以外の訪問者があった時（先輩のドクター、業者の方、友人等々）、その方が何者であるかを、スタッフにちゃんとドクターが紹介しよう。それは、訪問者への気配りだ。

【運、つき】

宝くじで一等賞が当たる人は運がよい。ドクターの中にもスタッフの中にも運の良い人はいる。

「運の良い人」「つきのある人」と付き合うと、自分も運が良くなってくるものである。「自分は運が悪い」などと、決して落ち込まず、毎日楽しく勤勉に、患者さんに喜ばれるように努力すれば、素晴らしい患者さんにめぐまれ、その人たちが強い強い応援団になってくれて、必ず幸運をつかむ。

神様は努力する者を見捨てない。

【医療費】

患者さんにとって、医療費は安ければ安いほうがよいに決まっている。しかし、安全（体にやさしい）、長持ち、しっかり機能して見た目も美しく、患者さんを十分満足させることが一番大切である。技術力や材質を落として安価ばかりを追求し、しかもこれらの必須条件を欠くようであれば、ちゃんとした医療とはいえない。自分の技術力や材料の特性など、患者さんに十分説明して、双方納得できる医療費設定をするべきであろう。

V＝Q／P。P（治療費）を安くといって保険治療でもQ（質）が悪ければ、V（価値）あるものではなく、患者さんは喜ばない。

【相　性】

相性の合わない患者さんには手をつけるな。自分がイヤだなと感じたら、相手も同じようにイヤだなど感じている。相性の合わない患者さんのケースに手をつけると大きなトラブルになる。

【ヘビとカエル】

歯科医である私が患者さんと対面した時、歯科医がヘビで患者さんがカエルの時には治療はスムーズに進むが、その逆の時はなかなかうまくいかない。自分の器以上の患者さんを治療するのは大変難しいことである。

【はっきり説明せよ】

患者さんに現症や治療計画を説明する時は、はっきり説明しよう。ダメなものはダメ、痛むものは痛む、腫れるものは腫れるとはっきり説明すること。はっきりしない説明は患者さんが不安になるばかりだ。

【自分が無理だと思ったら紹介せよ】

自分や医院の技術力を客観的に認識して、自医院の能力を超えた症例、自分でコントロールできない患者さん、相性が合わない患者さんは、積極的に他医院や大学へ紹介すること。

【自分の器以上の患者さんは治せない】

人には生まれ持った器、年齢により（経験）形成される器等々がある。自分の器以上の患者さんはコントロールするのが難しく、なかなかうまくいかないものだ。このような患者さんに、技術的には問題がなくても大きなケースを行うのは危険である。決してうまくいかない。

【患者さんは世界中を回っている】

患者さんに、海外勤務・留学などで世界中を飛び回っているビジネスマンやその家族が増えている。欧米などで歯科治療を受けた患者さんが、日本では治療を受けたくないという言葉をよく耳にする。欧米の水準に負けない設備と治療をしないといけない時代になった。自院で行った治療を外国の歯科医に「非常に良い治療だとほめられた」という患者さんもいる。勉強して、世界に通用する治療に努めよう。

【現状維持は退化である】

私たち医療人は科学者でなければならない。日進月歩で発展している歯科医療界において、去年と同じ現状維持では追いついていけない。それは退化していることを表す。

ＵＣＬＡのヘンリー・タケイ教授は、歯学部の学生教育で一番大事なことは、生涯勉強し続けることだと常々おっしゃっている。常に向上心を持つこと。私たち臨床家は向上心を失った時にはリタイアである。

【今はワクワクする時代】

骨接合タイプのインプラントが出現して以来、欠損補綴の臨床術式は大きく変化した。ＰＲＰ、エムドゲインなどの開発普及により、分子生物学（Molecular Biology）がチェアサイドにまで入り込み、歯科は新しい時代へ突入しようとしており、まさにワクワクする時代になった。ワクワクしていないあなたは、ワクワクするように知識を高めてほしい。

【若さを保つ】

以前、詩人の楠本憲吉先生に質問したことがある。

「先生のその若さの源は何ですか？」

七〇歳近い先生は、笑いながら次のように答えてくれた。

①毎日文字を読むことです。

②習い事をして何歳になっても自分の師匠を持ち、常に学生の気分でいることです。

③仕事に追われながら（先生の場合は講演と著作）、次の目的を持つことです。

やっぱり若さを保つためには、勉強し習うことなんだ。

患者さんについて

【来院目的】

患者さんの来院目的を、はっきり把握することが大切である。欠損や痛みで噛めないといった生理的理由か、それとも見かけがかっこ悪いという心理的理由なのかでまず対応を考えること。当然両方の理由を持っての来院は多い。

【患者さんについて】

「あんなに努力して治してあげたのに、患者さんが喜んでくれない」こんな経験を持っている歯科医が多い。でも、患者さんの立場で考えれば、治療のため来院されたのだから「治るのが当たり前（悪ければ不満をいう）」。

治療して「治った」「治った」と喜ぶことは、学会や研究会で歯科医師同士が大いに語り楽しむべきことであろう。患者さんに自慢することではない。

【患者さんからのプレゼント】

オフィスで患者さんからお菓子などプレゼントをいただいた折のお礼がちゃんとできているだろうか。

患者さんは、あれこれ考えてお持ちになるもの。スタッフ皆で「心からのお礼」をいおう。

受付でいただいた場合は、患者さんの前でちゃんとドクターに伝えよう。宅配で届いた場合は、必ず自筆でお礼のハガキを書くぐらいの感謝の気持ちの表現が必要だ。

【患者さんの感動・歯科医師の感動】

治療して患者さんに大きな感動（喜び）を与えることが一番大切だ。学会や研究会の発表で「素晴らしい治療だ」と歯科医師同士で感動することはこちらの問題である。

でも、他の歯科医師が感動するようなちゃんとした治療をして、それを患者さんに納得していただければ、必ず患者さんの大きな感動につながる。

【患者さんに褒められて勘違いするな】

治療がうまくいって終わった患者さんから、大変喜んで次の患者さんを紹介していただけることがある。ドクターにとって、その患者さんは紹介者と同じ考えを持って上手な歯医者と思われていると勘違いして、マイペースで治療を進めることがある。これはドクターの大きな勘違いだ。

再度原点に戻って十分説明し、患者さんがどこをどうしてほしいのかを十分把握して治療をスタートしないと、お互いに嫌な思いをすることになる。うまくいった患者さんの紹介者は十分注意することが大切だ。

【紹介者に礼状を】

新患をご紹介していただいた方には、必ず礼状を出すことにしよう。紹介者にしてみれば「あの人ちゃんと行ったかな」といった確認と不安解消になる。

「紹介者への感謝の心」を込めての投函である。

【患者さんの知人（血縁）】

今、治療している患者さんの血縁や知人に立派な腕を持った歯科医が必ずいると思って治療に当たろう。

手を抜くな。ホラ吹くな。嘘いうな。叱るな。自慢するな。

【ここが「悪い」、歯磨き（ブラッシング）が「悪い」】

患者さんとの会話で「悪い」という言葉は禁句。「この歯が悪い」「歯並びが悪い」「歯肉が悪い」等々。だが同じ言い回しでも、たとえば「悪い」を「問題がある」に変えると、あまり相手を傷つけないのでは（ソフト）。

自分の毎日使っている言葉を、再度吟味・点検してみよう。

【自費治療の説明をしたら来院しなくなった……】

自費をまったく希望していない患者さんに、時間をかけていくら説明しても無駄である（人を見る目を持つこと）。

初診から二、三回であわてて説明するより、十分人間関係を作って、相手を十分理解してからでも遅くない。

【悪　口】

初診時から他の医院の悪口を並べる患者さんには要注意。次はこちらの悪口を他でいってくれると思ってかかれ。一人が悪口をいえば十人の患者さんが去っていく（引き潮はこわいぞ）。

【歯科医嫌いという患者さん】

「私は歯医者がもっとも嫌いです。ガリガリ削るし、抜くし、血が出るし……」「だから嫌いです」

こんな患者さんがチョイチョイ来院される。「嫌い」というのは本音ではない。こんなに「口の中の病気を放置していた」という恥ずかしさの照れでいっているのである。本音は、ちゃんとやさしく人並みに治療してほしいから来院されているのである。

「健康できれいになるように、一緒に頑張りましょう」

この一言を待っている患者さんは多い。

【患者さんがヤブ医者と感じる時（一番身近なことで）】

●注射・削る等々→痛い時。インレーやクラウンがはずれた時。仮封（ストッピングなど）がはずれた時。
●治療している歯の鋭縁（とがっている）で強い違和感がある時。
●治療前以上に痛みがひどくなった時。
●新しく装着した補綴物が十分機能しない時（患者さんの個人差も大きいので装着前に十分説明し、期待どおりでないことを説明しておく必要がある）。
●同じ痛みがダラダラ続く時。
●印象採得を何回も失敗する時。
●レントゲン撮影や現像のやり直し……等々。

【欠点さがし】

自院に大きな悩みがないと他院の欠点がよく見えてくる。油断は禁物。自分のオフィスの欠点さがしが先。何でもいえる親友に、自分のオフィスの欠点を患者さんの立場で、しっかり、はっきり、指摘してもらって常に改善していく努力が大切である。

人間、自分のことはわからないが他人のことはわかるもんだ。第三者の意見を素直に受け入れることができる歯医者でなけりゃダメ。たまには、患者さんが多い医院の見学をし、自己反省をすることが大切である。

【患者減少】

昔、たくさんの患者さんが来院していたのに、段々患者さんが減少していている先生、あなたは「患者さんにあきられている」原因を早く見つけて改善することである。

人間革命（あなた自身の問題）。院内革命（改善）…古い、不潔、診療時間、スタッフに問題、時代遅れ等々。技術革命↓回復は大変です。

常に前進、常に反省がないとマンネリが起こり、患者さんは去っていく。

【患者さんの本音を聞き出す】

「患者さんの心の中にあるものを聞くこと自体が治療の行為である」
（ワイズ博士）

前述のように（一〇一ページ）、患者さんは自分の希望など、歯科医に向かっては三分の一もいえない人が多い。その分をスタッフが十分に聞いてあげて、ドクターにちゃんと伝えてあげることが必要であろう。良い聞き手になれるスタッフの育成も大切である。

【患者さんとの会話から要望を把握する】

私たち歯医者は、患者さんとの会話の中から、患者さんの情報を探り出さなければならない。これにはスタッフの協力が不可欠。受付や歯科衛生士との何気ない会話から情報を収集しよう。

経済的に負担能力のない患者さん、またはまったく歯科医療にお金をかけたくない患者さんに、自費の話をすると「金権歯医者」といわれかねない。自費のつもりで来院している患者さんを、保険で治療するのも、まったく失礼でナンセンスな話である。

【悩みを持った患者さんと それを解消した患者さんを同時アポイント】

埋伏抜歯やインプラント手術に不安を持った患者さんに十分説明して、予後についてしっかり納得していただいて、治療スタートすることは大切なことに違いない。

その際、同じことを以前に経験された患者さんを同時にアポイントして、その経験を患者さん同士で話してもらうことも、一つの説明方法ではないかと思う。

【患者さんの個人情報をカルテに記入（患者さんや患者さんの家族を気づかう）】

ホステスさんを見習え。その気配り、気働きを。

患者さんとの日常会話の中で話題となったこと（家族・趣味・祝い事・病気など）をメモ書きしておく。

次回のアポイント時に、適宜、話の中にそうした話題を加えていくと、患者さんは非常に喜んでくれるもの。それが信頼関係を構築するための基本であり、自費にもつながる。

【伝　言】

永六輔の最近の著書の中で「医療は言葉だ」と記されていた。医者の多くはきちんと伝える言葉を持ち合わせていない、患者さんが理解できるだけの表現力や会話力を持っていない、と指摘している。歯学部で教えられるのは理屈だけ、自分を磨いて「この先生がいっているんだからあきらめよう」「この先生がいっているんだから本当なんだ」と信じてもらえる歯医者になりたい。

（永六輔著『伝言』岩波新書877、2004・2・20）

【患者さんから学べ】

歯科医院には多くの患者さんが毎日訪れてくる。礼儀正しい患者さん、知性豊かな患者さん、普段お目にかかることのできないような社会的地位の高い患者さん。その患者さんの礼儀作法・話し方・ものごし、その優れたところをスタッフと一緒に学び、実践していくことが最大のマナー研修。患者さんから大いに学ぼう。

【患者さんは一流のサービス（ホスピタリティ）を受けている】

患者さんを歯抜けで医院から出すな！抜歯をしたらその日に仮歯を作り装着すること。患者さんにマスクをさせて帰すのはヤブ中のヤブ。また抜歯後、「血が止まるまで噛んでいて下さい」と、患者さんにガーゼを噛ませたまま帰すのはヤブ医者である。

【治療はゆっくり、痛くなく】

患者さんの一番望むことは「無痛治療」である。

生前、故上村恭弘先生がよく「浸麻の痛い代診はクビだ！」とお話になっていた。表面麻酔薬をしっかり効かせること。そして、33Gの細い針を使ってみよう。痛くない浸麻の達人になれる。

【患者さんを担当歯科衛生士・技工士に任せろ！】

患者さんに担当の歯科衛生士・技工士を直接紹介し、スタッフに責任感を持たせる。スタッフは患者さんを任せられると、責任感を持ち、一生懸命患者さんのことを考え気づかうようになる。

【説明方法】

虫歯一本を説明する場合でも、言葉を選ぶことが大切である。あまりにも大袈裟で暗い言葉を並べると、患者さんを落ち込ませる。明るく楽しく希望が持てる説明を行うこと。

抜歯など外科処置の説明ともなれば、若いドクターほど大袈裟になりがち。正しい説明をちゃんとして、明るく明るく。

【押し付けはダメ】

いくら医学的に正しいことであっても、一方的に押し付けた説明は理解されない。患者さんが正しいことを知りたがるまで待って、相手に気づいてもらい、相手にいわせるぐらいの努力とタイミングが大事。

【転帰ははっきりわかりやすく説明しておくこと】

たとえば、歯周疾患に侵されたホープレスの歯を消炎処置などでしばらくの間、抜歯を延期するような時、「将来的には必ず抜くことになる」ということを、消炎処置のたびに何度もしっかり説明することが大切。ホープレスのクラウンブリッジやデンチャーの場合も同様のことがある。

一度の説明では、患者さんは理解していないことが多い。とくに痛みが止まったり、少し機能しだすと、以前の説明など忘れてしまうもの。説明、説明、説明！

ドクターのハキハキした「診断」は患者さんに安心感を与える。グズグズ、ボソボソとした「診断」や「説明」は、患者さんの不信感や不安を招くだけ。

【患者さんが手の内に入ったら】

全幅の信頼を得ることができた患者さんには
「この歯は抜きますか？」
「それともしばらく様子を見ますか？」
等々、グズグズ相手に判断させることなく、ドクターが決めてあげることも大事。信頼した患者さんはドクターのはっきりした「指示」を待っている。

【記憶は大切】

患者さんと話したことはちゃんと覚えておけ。ドクターは毎日毎日たくさんの患者さんと会話する。

診療に関係あることはカルテにちゃんと記載するべきだが、「家族のこと」や「趣味の話」「いただいたプレゼント品」等々、忘れてしまうと後日同じ質問をすることがある。

年をとればとるほど忘れがちである。記憶する自信がなかったらやはり記録しておけ。

患者さんはドクターとの会話、絶対おぼえているぞ。

【引き潮にかかったらもう遅い】

幸い患者さんが多い時にこそ「もっと増やそう」「もっと増やそう」と努力すること。とかく患者さんが多いと横着になり怠けがち。待たせたままの長電話、タバコ一服、そして気配りのないスタッフ、横柄な言葉、不潔なオフィス等々。海の潮は干潮になったらいくらバケツで水を入れてももう遅い。満潮の時こそ驕らず、初心を忘れないこと。収入が多いときなら、改善にお金がかかっても十分にやっていけるはず。収入減になれば改善に苦労する。

【定期検診】

疾病の程度に関係なく、治療が終わったら定期的な検診をスタートするとよい。検診は押し付けや義理・人情や患者さんの義務感だけではまったく成功しない。定期検診の効果に気づいてもらい、患者さんの生活リズムの中に入れ込むことが大切である。

したがって、最初の二、三回の定期検診の励行と、その折にちゃんとした「効果を説明」して納得してもらうことが大切だ。これが本物のリピーターを生み出してくれるし、患者さんも喜んでくれる。

【自分の知識や技術に酔うな】

人からの悪口が耳に入ってきたら、ただ反発したり怒ったりするだけでなく、頭冷やしてゆっくり考えてみよう。それなりに意味があって反省させられることもある。他人からのアドバイスがまったく受け入れられないのではダメ。これからの経営や医院づくりには絶対必要なもの。

自分のこと

【私のオフィスづくりのポイント】

一、どうすれば患者さんが喜ぶか。
二、スタッフ、ラボ、業者の皆さんと共栄をはかる。
三、常にスタッフと共に仕事上の目標をもって働く。
四、スタッフ一人ひとりの長所を見出し感謝する。
五、自分の欠点を全部知っておく。
六、あいさつと笑顔があふれる清潔な診療室。
七、少数精鋭主義。
八、経理面をオープンにする。
九、家庭と職場の完全分離。
十、スタッフと共に働き、共に休む（ストレス解消）。

【私の貧乏開業法】

三十五年以上前のことで、現在ではまったく通用しない話であるが、開業したい一心から当時閉院していた古い診療室を借りて、ごく簡単な改装をして、ユニットは中古二台（日赤が十六年使用した）を磨いてペンキを塗替えして、技工室はリンゴ箱で改造し、鋳造器も何もない開業だった。朝八時から夜十時近くまで診療。患者さんが増加した五年後、近くに移転し、やっと自分のオフィスを持った。開業資金が十分ある人は別だが、そうでない時は過剰投資せず、小さくともこざっぱりした診療室でスタートして、一人ひとりの患者さんを大切に大切に診療しながら、一つひとつ積み上げて信頼を得ながら頑張るのも一方法だと思う。

【還暦を過ぎての田舎暮らし】

個人差は大いにあることは百も承知だが、私の場合六十歳に近づいた頃から老眼でルーペが必要になり、時には患者さんの名前も処置も前回の治療中の会話も覚えられなくなってきた（審美歯科と称して、口、顔、髪やらを見るのに年をとりすぎた）。

「還暦を過ぎると口だけが上手になり、その分、目も手も衰えてくることを強く感じた」

人間、前進するときは人任せ、引退するときは自分だけの決断という。誰にも相談することなく「田舎の暮し」を決めた。六十一歳の誕生日。

【歯科人生設計　どんな歯科医になりたいか。どんな老後を送りたいか】

若い時からおおよそ考えていることは面白いと思う。

私の場合、学生時代に無歯科医村診療を経験したことで、将来は必ずそんな田舎で働いて、社会のお役に立てればと、ずーっと思っていた。

還暦を過ぎて愚息と交代してそれが実現した。

【還暦を過ぎての田舎の診療】

現在、田舎での診療はインプラントも審美歯科等々も、まったくない（そんな診療の要求があれば若い先生にお願いするつもり）。ほんの少数の子供たちの「予防啓蒙」と、主に高齢の患者さん対象に「予防」と「痛み止め」「義歯修理」「義歯リベース」「調整」などで、完全保険医としてその日暮らしでワクワクしながら働いている。

六十歳を過ぎてマンネリ診療はもったいない。せっかく、歯科医として働いてきたのだ。考え方・生き方を変えてみれば、還暦過ぎてもそれなりに生きがいはあるものだ。

【若いとき】

「青年は恋愛を欲しがり、壮年は地位を欲しがり、老年は貪欲になって地位も金銭も名誉もすべて欲しがる」（アラン）という箴言を読んだ。以来、「老醜をさらしてはいけない」と、ずーっと思っている。

【常に歯科の仕事と結びつけて考える】

私は商店街を歩いても、田舎を歩いても、人の動きを見ても、人の表情や言動を見ても、常に歯科の仕事と結びつけて考えていた。そして「どうすれば患者さんが喜ぶか」をいつも考えている。

【葉書の活用】

私事だが、昭和五十二年（一九七七）ワープロというものがあることを知り、これで字を書けば誰が書いても同じ文字になって個性が失われると思い、その日から下手な筆字で葉書を出すようにした。元来、何の魂胆もなくチョコチョコ書くことが大好きで、礼状や挨拶状など、多いときには一日二十枚近く書くこともある。

おかげで小学校時代からの恩師・友人・先輩、そして歯科関係者や患者さん等々、気づいたら大きな人間関係ができている気がして、毎日が楽しい。

【多趣味は身を助ける】

私事だが、小学校時代は体が弱く三年生ぐらいまで入院生活が多かった。中学に入りバスケット部、高校時代では写真部、大学では柔道部（一ヵ月で退部）、写真部、音楽部（ハワイアン）、厚生部（無歯科医村診療）、卒後はゴルフ（才能なくすぐ中止）、小唄（多忙で中止）、競馬、釣り、夜遊び、食道楽等々…、講演会も趣味の内かも。

開業医にとって勉強することは、もっとも大切なことではあるが、趣味をたくさん持つことは患者さんとの会話の中で大変役立ったと思っている。月に一回ぐらいは自分の趣味にどっぷりもよいものだ。

【プロジェクトX】

ＮＨＫのプロジェクトＸを観て感動に拍手し涙する。過去を振り返ると、誰にでも大小の差はあれ「自分のプロジェクトＸ」はあると思う。若い時分から一つのことをしっかり見つめ、努力を重ね、苦労を重ねて頑張って、自分の大きなプロジェクトＸを持つようにしよう。

歯科界にはプロジェクトＸに登場するべき人々はたくさんいらっしゃる。先日「日本歯科医学会会長賞」を受賞された鈴木文雄先生のプロジェクトはそれに値すると思う。

二代目のこと

……息子

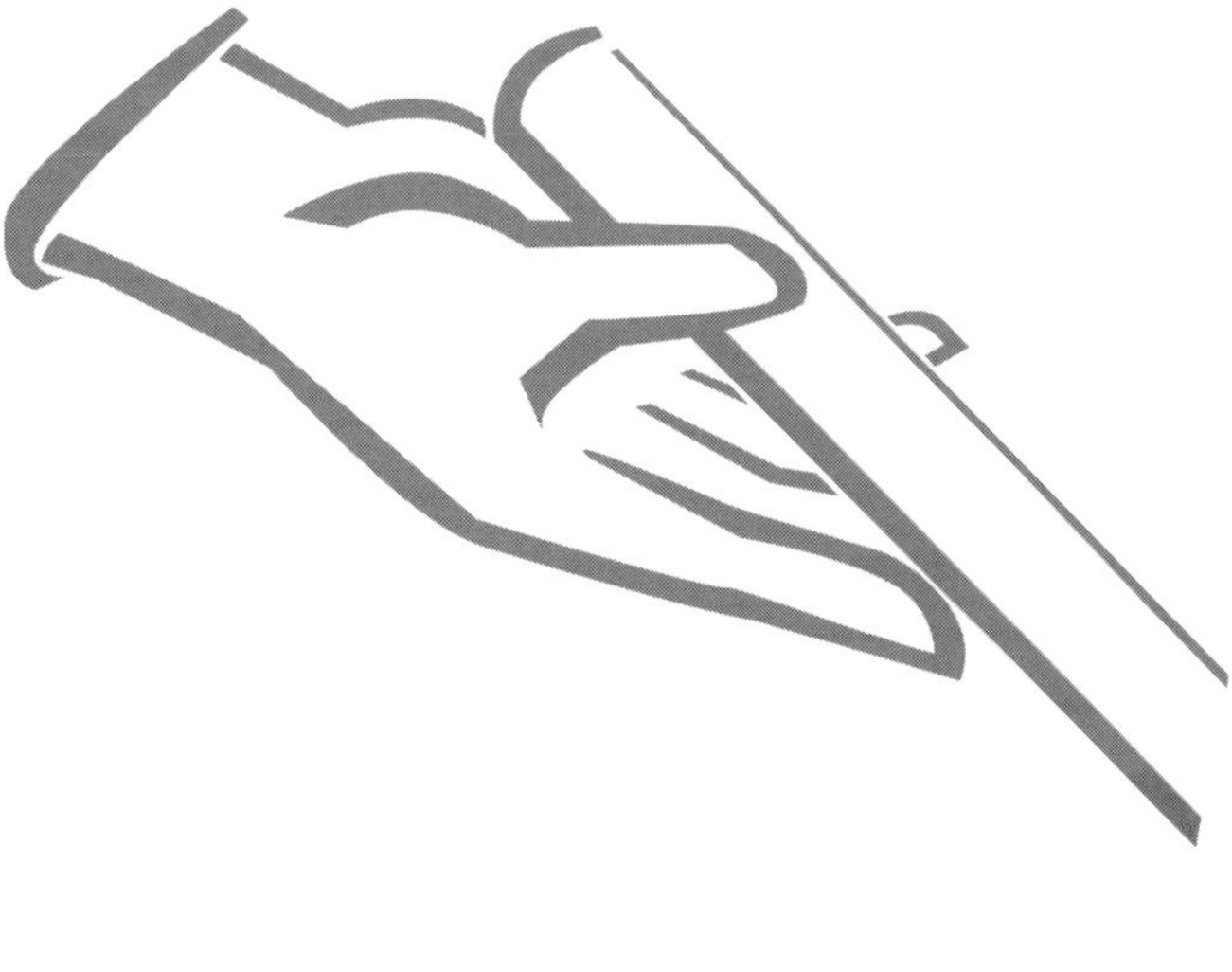

【医院のバトンタッチ】

二十一世紀がスタートした年、愚息との交代が近づいたことを宣言した。そして控え室の壁に次の張り紙をした。

損得より善悪を優先せよ
当院は患者さんの為にある
正しいことをして医院が滅ぶならそれもよし
正しければ決して滅ばない
正しいことはただ学問や技法だけではない。患者さんの心の中にあるものをしっかりと把握して、温かい治療環境の中で正直な治療を行い、患者さんの感動を生み出すことだと思う。

【壁張り紙】〈その1〉

世の中、普通に考えられているより遥かに公平である。不真面目なものが幸せであったりするように見える場面もたまにはあるだろうが、長い目で見るとやはり正直者、誠実な者が認められるというのが世の中だ。

【壁張り紙】〈その2〉

☆医療人は

①健康であること（心、体、生活）
②精神的に安定していること
③自分を反省し修養すること
④仕事を熟知すること
⑤人に親切であること
⑥自分の人格向上を図ること（教養、学問等々）
⑦何か信仰・信念・哲学を持つこと

【壁張り紙】〈その3〉

☆他人に対して

①初対面は無心で接すること
②批評癖を直し、悪口屋にならぬこと
③努めて人の美点・長所を見ること
④ボランティア（世の中に隠れて）精神を持つこと
⑤好悪を問わず人に真を尽くすこと

【手術の前に祈れ】

古い話であるが、私は昭和五十三年（一九七八）にインプラントをはじめ、約二千五百本の手術を行ってきた（還暦を過ぎてからはまったくやらないように決めた）。幸い、大きなトラブルもなく、インプラント歯医者を終えることができた（その後のメインテナンスは愚息に継いでもらっている）。

手術の日の朝は、模型上で必ずリハーサルして壁に貼った「インプラント手術の心得」を絶対に読んで手術に臨んでいた。

二十年以上前に書いた貧弱な心得であるが紹介しておこう(次ページ参照)。

【壁張り紙】〈その4〉

☆インプラント手術の心得
①診断をちゃんとやったか
②患者さんの体調はどうか
③自分自身が順調か（前夜の睡眠は十分か）
④スタッフのリズムはどうか
⑤上顎の骨質は特に注意（ドリル）
⑥下顎の深さにも注意
⑦うまくいかないと思ったら中止する勇気を持て
「NO」と言い切れる人こそ、勇気ある臆病を身につけた人である。
☆安全を神様に祈れ

【息子へ】

俺は開業以来から少なくとも五十五歳まで、俺なりに一生懸命勉強を続けてきた。今の若いドクターの臨床から見れば決して優れたものではないが、それは時代の流れでしょうがない。ただ、国内はもとより、世界中の学会には積極的に参加したことで、歯学を通して沢山の沢山の諸先生や友人を世界中に持つことができた。そして、今、その先生方が俺の財産だと思っている。果たして、趣味や遊びだけでブラブラしていたとしたら、これだけの人的財産が持てただろうか。いろいろな意味で学術分野の道を歩いてよかったと今思っている。

【後継者を育てる】

歯科医の後継者を育てることはいろいろあって難しい。子供にちゃんとした意思があって歯科以外の道を望めばそれもよし。子供に後を継いでほしければ「子供の目から尊敬され憧れをもたれる親父」として努力することが大切では。

【二代目を育てる】

歯科界の将来を憂う暗い親父で、歯科界に明るい希望を持った二代目が育つわけがない。二代目が誇りを持てるほど、親父は元気を出して輝かなければダメ。学会などに積極的に参加して二代目とディスカッションするなど、ワクワクして働かないとダメ。二代目から尊敬され目標にされるように頑張ること。二代目が学生であればなおさら手本にならなくてはダメ。

【歯科大学卒業後の子供の育て方】

(A)

自分のオフィスで後継者として教育する場合、現在の患者さんが親父のオフィスの環境に馴染んでいるので、親父とほとんど同じような後継者に育つのでは。同じ職場で共に働いて、自分以上の違った歯科医を望んでもそれは無理かも〈純粋培養型〉。

(B)

親の目から見て「あんな歯科医に育ってほしい」と思う目標の先生があれば、その先生にお願いしてみてはどうだろうか。今の時代、教育してもらうのに給料のことはとやかくいえないのでは。大学院にでもやったつもりで修業させること〈他家移植型〉。

（C）

子供の自主性に任せるといった卒後教育（就職）が一番危険。子供は歯科界のことはほとんどわからない。単に学生時代のクラブ活動の先輩というだけで、そこに就職したりするが、初めに働いたところが、本人の将来に強く影響している。親の目でちゃんと確かめる必要があるかも（放任型）。

（A）・（B）・（C）どれにしても大変だ。開業歯科医にとって一番難症例は二代目を育てて、親子の交代に結びつけることだと思う。

【息子への助言】

自信のないことは手を出すな。それについてよく学び訓練せよ。
技術は尊敬する人の技を見て学べ。文字だけでは技は学べない。
一流に学び努力して二流に成長せよ。
自信あることで大失敗することあり真剣に。
自分の子供を治療する気持ちで、患者さん第一で働け。
スタッフ（受付・歯科衛生士・技工士・助手・業者）を大切に。
歯科医としての人間を磨け（笑顔・愛・清潔）。
五十五歳までしっかり勉強しろ。
一生を通じての師匠を持て。
友を大切にせよ（友情は喜びを二倍にし、悲しみを半分にすると言われている）。

【箴　言】

四十歳ぐらいからは自分の顔に責任をもて（リンカーン）。

歯科医学の歴史は、若さ美しさの回復の歴史である（秋元秀俊）。

白い歯は愛に勝つ。

いい顔は人生の武器である（男を磨くと顔がよくなる）。

恋愛やめますか、それとも汚い歯やめますか。

【息子への小言】（どこにでもある小言集を参考にした）

一、朝はきげんよく起きろ
一、約束は守れ
一、時間厳守人間であれ
一、人には腹を立てるな
一、年寄りはいたわれ
一、人には馬鹿にされろ
一、年忌法事はちゃんとしろ
一、初心忘れるな
一、借りて使うな
一、泣きごとはいうな
一、神仏はよく拝め
一、夫婦仲良くしろ

二代目のこと…息子

一、家庭を大切にしろ
一、家庭では笑顔で暮らせ
一、顔をしかめるな
一、叱られてふくれるな
一、人の苦労は吾が身にかえろ
一、スタッフを大切にせよ
一、業者の方々と仲良くせよ
一、技工士さんを大切にせよ
一、お金にきれいであれ
一、身ぎれいであれ
一、怒った自分の顔を鏡で見ろ
一、仕事に精を出せ
一、不吉はいうべからず
一、ばくちは決してうつな

二代目のこと…息子

一、大酒はのむな
一、先祖を大切にせよ
一、友達を大切にせよ
一、恩師を大切にせよ
一、母校を大切にせよ
一、故郷を大切にせよ
一、物を大切にせよ
一、エネルギーを大切にせよ
一、地球を大切にせよ
一、自分を大切にせよ
一、筆まめであれ
一、働いて儲けてつかえ
一、ケチでなく節約家であれ
一、仕事と遊びをリズムよくやれ

二代目のこと…息子

一、ストレスを翌日に持ち越すな
一、自分を過信するな
一、貧乏を苦にするな
一、戸締りに気をつけろ
一、小商ものを値切るな
一、何も苦にするな
一、苦を苦にするな
一、苦を楽とせよ
一、遊び心をもて
一、自分の志を持て
一、自分の哲学を持て
一、自分の夢を持て

巻末

どうすれば患者さんが喜ぶかが本当の気配りかも。
それだけを考えて生きてきた。
気が付けば年をとっていた。
でも楽しい。

「親父への反論」募集

☆親父への反論，先輩たちへの反論，歯科医の子供としての愚痴などがありましたら，ウラのＦＡＸ用紙でご投稿ください。

☆選考の上，当社ホームページで取り上げていきます。

http://www.quint-j.co.jp/

☆親父先生方の参考・反省材料にさせていただきます。

☆投稿は，匿名でもかまいません。

☆ＦＡＸは下記までお願いいたします。

ＦＡＸ番号　０３－５８００－７５９７

『歯科開業学』係宛

「親父への反論」ＦＡＸ用紙

ＦＡＸ番号　０３－５８００－７５９７

『歯科開業学』係宛

・お名前　（　歳）　男性・女性

・医院名　・所在地

・TEL　・匿名希望

キリトリ線

★著者略歴

上村　恭弘（かみむら　やすひろ）

1945　鹿児島県に生れる

1970　大阪歯科大学卒業

　　　UCLA 補綴学教室入局

1972　UCLA Venice Dental Clinic 勤務

1973　国際デンタルアカデミー入所

1977　神戸市にて開業

2004　逝去　享年 59 歳

奥羽大学歯学部客員教授，日本顎咬合学会副会長，ＵＣＬＡ歯周病・インプラント研修会会長などを歴任。歯学博士。

河原　英雄（かわはら　ひでお）

1941　福岡県に生れる

1967　九州歯科大学卒業

1968　福岡市にて開業

1977 ～ 83　久留米大学医学部第 2 解剖学教室にて研修

奥羽大学歯学部客員教授・九州大学歯学部臨床教授・台北医科大学歯学部臨床教授，日本顎咬合学会会長・日本審美歯科協会会長などを歴任。医学博士。

河　津　寛（かわづ　ひろし）

1950　東京都に生れる

1976　城西歯科大学卒業

1976　国際デンタルアカデミー入所

1985　東京・新宿にて開業

(学)明海大学評議員・明海大学歯学部教授・同生涯研修部長，特定非営利活動法人日本顎咬合学会理事長，日本口腔健康医学会専務理事などを歴任。歯学博士。

〔協　　力〕(アイウエオ順)

上野　道生(日本顎咬合学会次期理事長·副理事長)

加々美恵一(日本顎咬合学会常任理事)

夏見　良宏(日本顎咬合学会常任理事)

野玉　智弘(日本顎咬合学会理事)

南　清　和(日本顎咬合学会常任理事)

村上　和彦(日本審美歯科協会会長)

渡辺　隆史(日本顎咬合学会専務理事)

歯科開業学——親父の小言に学ぶ

2015年 3 月10日　第 1 版第 4 刷発行

著　　者　上村恭弘《かみむらやすひろ》・河原英雄《かわはらひでお》・河津《かわづ》　寛《ひろし》

発 行 人　佐々木一高

発 行 所　クインテッセンス出版株式会社
東京都文京区本郷 3 丁目 2 番 6 号　〒113-0033
クイントハウスビル　電話 (03) 5842-2270 (代表)
(03) 5842-2272 (営業部)
(03) 5842-2280 (編集部)
web page address　http://www.quint-j.co.jp/

印刷・製本　シナノ印刷株式会社

ISBN4-87417-843-X　C3047
定価はカバーに表示してあります